Pulmonale Hypertonie: Ein vollständiger Leitfaden für Patienten und Pflegepersonal

Symptome, Behandlungsmöglichkeiten und Strategien zur Verbesserung der Lebensqualität verstehen.

Diana E. Allison

Copyright © 2024 Diana E. Allison

Alle Rechte vorbehalten. Kein Teil dieses Buches darf ohne Genehmigung reproduziert, gescannt oder in gedruckter oder elektronischer Form verbreitet werden. Bitte beteiligen Sie sich nicht an der Piraterie von urheberrechtlich geschütztem Material und fördern Sie diese auch nicht, wenn dadurch die Rechte des Autors verletzt werden. Kaufen Sie nur autorisierte Editionen.

Haftungsausschluss

Die hier bereitgestellten Informationen dienen ausschließlich Bildungszwecken und sind nicht als Ersatz für eine professionelle Diagnose, Behandlung oder Pflege gedacht. Bei medizinischen Bedenken wenden Sie sich an Ihren Arzt oder einen qualifizierten Gesundheitsdienstleister. Bitte beachten Sie, dass es sich bei dieser Ressource nicht um ein Heilmittel, sondern nur um Verwaltungszwecke handelt. Die individuellen Reaktionen auf die Behandlung können unterschiedlich sein, und eine personalisierte medizinische Beratung ist für die richtige Diagnose, Behandlung und Behandlung von Gesundheitszuständen unerlässlich.

Eine Botschaft der Hoffnung und Ermutigung für PH-Patienten

Ich möchte denjenigen, bei denen neu eine pulmonale Hypertonie diagnostiziert wurde, mitteilen, dass diese Reise zwar entmutigend erscheinen mag, Sie aber nicht allein sind. Ihre Belastbarkeit und Ihr Mut werden Sie auf diesem neuen Weg leiten. Es wird Herausforderungen geben, aber auch große und kleine Triumphe, die Ihre Stärke erhellen werden.

Denken Sie daran, dass jeder Schritt, den Sie unternehmen, um Ihre Erkrankung zu verstehen und zu bewältigen, ein Schritt in Richtung Selbstbestimmung ist. Verlassen Sie sich auf Ihr Unterstützungsnetzwerk, nutzen Sie das Fachwissen Ihres Gesundheitsteams und zögern Sie nicht, nach Ressourcen und Communities zu suchen, die Ihnen Trost und Anleitung bieten können.

Ihre Diagnose definiert Sie nicht. Es ist nur ein Teil Ihrer Geschichte, einer Geschichte, die immer noch mit jedem Moment der Entschlossenheit und Hoffnung geschrieben wird. Nehmen Sie jeden Tag so, wie er kommt, feiern Sie Ihre Siege und wissen Sie, dass Sie die innere Stärke haben, die vor Ihnen liegenden Hindernisse zu überwinden.

Sie sind stärker als Sie denken, und mit der richtigen Fürsorge, Unterstützung und Einstellung können Sie ein erfülltes und lebendiges Leben führen. Gehen Sie weiterhin hoffnungsvoll voran und denken Sie daran, dass Sie zu außergewöhnlichen Dingen fähig sind.

Inhalt

Einführung — 5
  Was ist pulmonale Hypertonie (PH)? — 5
  Für wen dieser Leitfaden gedacht ist — 9

Kapitel 1: Pulmonale Hypertonie verstehen — 11
  Anatomie und Physiologie des Lungenkreislaufs — 11
  Wie sich PH entwickelt — 12
  Arten von PH — 13
  Wichtige Statistiken und Prävalenz — 15

Kapitel 2: Symptome und Diagnose — 17
  Häufige Symptome — 17
  Diagnosereise — 21

Kapitel 3: Ursachen und Risikofaktoren — 26
  Genetische und erbliche Faktoren — 26
  Medizinische Bedingungen im Zusammenhang mit PH — 26
  Lebensstil- und Umweltauslöser — 28
  Medikamente und Toxine — 29

Kapitel 4: Behandlungsoptionen — 31
  Medikamente — 31
  Änderungen des Lebensstils — 33
  Fortgeschrittene Therapien — 34

Kapitel 5: Umgang mit Nebenwirkungen von Medikamenten — 36
  Häufige Nebenwirkungen nach Medikamentenklasse — 36
  Strategien zur Bewältigung von Nebenwirkungen — 40
  Wann Sie einen Arzt aufsuchen sollten — 44

Kapitel 6: Umgang mit pulmonaler Hypertonie — 46

Selbstüberwachung und Fortschrittsverfolgung	46
Bewältigungsstrategien für Patienten	51
Unterstützung für Pflegekräfte	56
Kapitel 7: Gut leben mit pulmonaler Hypertonie	**61**
Richtlinien für Bewegung und körperliche Aktivität	61
Überlegungen zu Reisen und Höhenlage	66
Ernährungs- und Diättipps	72
Schwangerschaft und pulmonale Hypertonie: Was Patienten wissen sollten	84
Kapitel 8: Navigieren im Gesundheitssystem	**88**
Suche nach Spezialisten und multidisziplinären Pflegeteams	88
Finanz- und Versicherungsressourcen	91
Teilnahme an klinischen Studien	93
Kapitel 9: Support und Ressourcen	**96**
Aufbau eines Support-Netzwerks	96
Lehrmaterialien und Tools	100
Inspirierende Geschichten von PH-Patienten und Pflegekräften	101
Abschluss	***104***
Anhänge	***106***
Glossar der Begriffe im Zusammenhang mit pulmonaler Hypertonie	106
Häufige Fragen und Antworten	112
Ressourcenliste	118

Einführung

Pulmonale Hypertonie (PH) ist mehr als nur eine Diagnose; Es handelt sich um eine lebensverändernde Erkrankung, die Verständnis und Handeln erfordert. Aufgrund der Symptome, die leicht mit anderen Krankheiten verwechselt werden können, bleibt die PH oft unentdeckt, bis sie fortgeschritten ist. Doch mit dem richtigen Wissen und der richtigen Behandlung können Patienten und Pflegekräfte ihre Reise selbst in die Hand nehmen und so sowohl die Ergebnisse als auch die Lebensqualität verbessern. Dieser Leitfaden soll den weiteren Weg erläutern und klare, umfassende Einblicke in PH bieten.

Was ist pulmonale Hypertonie (PH)?

Pulmonale Hypertonie (PH) ist eine komplexe und potenziell lebensbedrohliche Erkrankung, die durch hohen Blutdruck in den Lungenarterien gekennzeichnet ist. Im Gegensatz zur systemischen Hypertonie, die das allgemeine Kreislaufsystem beeinträchtigt, betrifft die PH insbesondere die Lungenarterien, die das Blut vom Herzen zur Lunge transportieren, um es mit Sauerstoff zu versorgen. Dieser erhöhte Druck zwingt das Herz, härter zu arbeiten, insbesondere die rechte Herzkammer, die das Blut durch die Lunge pumpt. Im Laufe der Zeit kann diese Belastung zu einer Rechtsherzinsuffizienz und anderen schwerwiegenden Komplikationen führen, wenn sie nicht behandelt wird.

Überblick über den Zustand

Bei einem gesunden Menschen fließt das Blut unter niedrigem Druck reibungslos durch die Lungenarterien. Bei PH werden die Wände dieser Arterien jedoch verengt, verdickt oder versteift. Dies schränkt den Blutfluss ein und erhöht den Widerstand, was zu einem erhöhten Druck im Lungenkreislauf führt. PH ist keine einzelne Krankheit, sondern eine Gruppe von Erkrankungen mit einem gemeinsamen Merkmal eines erhöhten Lungenarteriendrucks.

Die Symptome einer PH entwickeln sich oft schleichend, was die Diagnose im Frühstadium schwierig macht. Häufige Symptome sind Kurzatmigkeit, Müdigkeit, Schwindel, Brustschmerzen und Schwellungen an Knöcheln oder Beinen. Da sich diese Symptome mit denen anderer Herz-Kreislauf- und Atemwegserkrankungen überschneiden, wird PH häufig falsch oder zu spät diagnostiziert, was die Notwendigkeit einer Aufklärung und rechtzeitigen medizinischen Beurteilung unterstreicht.

Arten von PH (z. B. WHO-Klassifikationen)

Die Weltgesundheitsorganisation (WHO) hat PH basierend auf den zugrunde liegenden Ursachen, der Pathophysiologie und den Behandlungsstrategien in fünf Gruppen eingeteilt:

Gruppe 1: Pulmonale arterielle Hypertonie (PAH)
- Diese Form der PH wird durch eine Verengung und Versteifung der kleinen Lungenarterien verursacht. Häufige Ursachen sind idiopathische PAH

(unbekannte Ursache), erbliche Faktoren oder Folgeerkrankungen wie Bindegewebserkrankungen (z. B. Sklerodermie) oder angeborene Herzfehler.

Gruppe 2: PH aufgrund einer Erkrankung des linken Herzens
- Dies ist die häufigste Form der PH und resultiert aus Erkrankungen, die die linke Seite des Herzens betreffen, wie z. B. einer linksventrikulären Dysfunktion, einer Mitralklappenerkrankung oder einer diastolischen Dysfunktion.

Gruppe 3: PH im Zusammenhang mit Lungenerkrankungen oder Hypoxie
- In diese Kategorie fallen chronisch obstruktive Lungenerkrankung (COPD), interstitielle Lungenerkrankung und Erkrankungen, die langfristig zu niedrigen Sauerstoffwerten (Hypoxie) führen.

Gruppe 4: Chronische thromboembolische pulmonale Hypertonie (CTEPH)
- Dieser Typ entsteht durch nicht aufgelöste Blutgerinnsel in den Lungenarterien, die zu erhöhtem Druck und Gefäßumbau führen.

Gruppe 5: PH mit unklaren oder multifaktoriellen Mechanismen
- Diese Gruppe umfasst Fälle, bei denen die zugrunde liegende Ursache nicht genau verstanden ist oder auf mehrere Faktoren zurückzuführen ist, wie z. B. Sarkoidose oder hämatologische Störungen.

Jede Gruppe benötigt einen maßgeschneiderten Diagnose- und Behandlungsansatz, der die Bedeutung einer genauen Identifizierung der zugrunde liegenden Ursache der PH hervorhebt.

Bedeutung einer frühzeitigen Diagnose und Behandlung

Eine frühzeitige Diagnose von PH ist entscheidend für die Verbesserung der Ergebnisse und der Lebensqualität. Unbehandelt kann PH schnell fortschreiten und zu Komplikationen wie Rechtsherzversagen, Herzrhythmusstörungen und schwerer Hypoxämie führen.

Durch rechtzeitiges Eingreifen können geeignete Behandlungen eingeleitet werden, um die Symptome zu lindern, das Fortschreiten der Krankheit zu verlangsamen und das Gesamtüberleben zu verbessern. Zu den Behandlungen können Medikamente zur Entspannung der Blutgefäße, zur Linderung der Symptome und zur Verringerung der Belastung des Herzens gehören. Bei bestimmten PH-Typen ist die Behandlung der zugrunde liegenden Ursache, beispielsweise die Auflösung von Blutgerinnseln oder die Behandlung von Lungenerkrankungen, von entscheidender Bedeutung.

Die Sensibilisierung von Patienten, Betreuern und Gesundheitsdienstleistern für PH ist von entscheidender Bedeutung, um Symptome frühzeitig zu erkennen und eine sofortige Beurteilung einzuleiten. Dieser Leitfaden soll Ihnen das Wissen vermitteln, das Sie benötigen, um diese komplexe Erkrankung effektiv zu meistern.

Für wen dieser Leitfaden gedacht ist

Dieser Leitfaden wurde erstellt, um Menschen in jeder Phase ihrer Reise mit pulmonaler Hypertonie (PH) zu unterstützen. Ganz gleich, ob Sie ein neu diagnostizierter Patient, eine Pflegekraft, ein Familienmitglied oder eine medizinische Fachkraft sind, die tiefere Einblicke sucht, diese Ressource ist auf Ihre Bedürfnisse zugeschnitten:

Patienten

Das Leben mit PH kann sich überwältigend anfühlen, insbesondere in den frühen Stadien der Diagnose. Dieser Leitfaden bietet klare Erklärungen, umsetzbare Ratschläge und einen Fahrplan, der Ihnen hilft, Ihre Erkrankung souverän zu bewältigen. Erfahren Sie mehr über die Symptome, Behandlungen und Änderungen des Lebensstils, die Ihren Alltag verändern können.

Betreuer

Die Pflege einer Person mit PH bringt einzigartige Herausforderungen mit sich. Dieser Leitfaden bietet praktische Tipps zur Unterstützung geliebter Menschen, zur Verwaltung von Behandlungsplänen und zur Vereinbarkeit von Pflegepflichten und Selbstfürsorge. Sie finden Strategien, um die emotionalen und körperlichen Anforderungen der Pflege zu bewältigen.

Familienmitglieder und medizinisches Fachpersonal

Das Verständnis von PH ist für jeden, der am Unterstützungsnetzwerk eines Patienten beteiligt ist, von entscheidender Bedeutung. Familienmitglieder können Einblicke in die Art und Weise erhalten, wie sie unterstützend wirken können, während medizinisches Fachpersonal diesen Leitfaden nutzen kann, um die Patientenaufklärung zu verbessern und eine umfassende Versorgung zu fördern. Egal, ob Sie nach Möglichkeiten suchen, PH anderen zu erklären oder Ihr eigenes Wissen zu erweitern, dieser Leitfaden dient als wertvolle Ressource.

Kapitel 1: Pulmonale Hypertonie verstehen

Anatomie und Physiologie des Lungenkreislaufs

Der Lungenkreislauf spielt eine entscheidende Rolle im gesamten Sauerstoffversorgungsprozess des Körpers. Dabei wird Blut von der rechten Herzseite zur Lunge und zurück zur linken Herzseite transportiert. Sauerstoffarmes Blut fließt von der rechten Herzkammer durch die Lungenarterien zur Lunge, wo Kohlendioxid gegen Sauerstoff ausgetauscht wird. Sauerstoffreiches Blut kehrt dann über die Lungenvenen in den linken Vorhof des Herzens zurück und ist bereit, in den Rest des Körpers gepumpt zu werden.

Die Lungenarterien sind einzigartig unter den Arterien im Körper, da sie sauerstoffarmes Blut transportieren. Ihre Wände sind dünner als systemische Arterien und so konzipiert, dass sie einen Blutfluss bei niedrigem Druck ermöglichen. Bei pulmonaler Hypertonie ist dieses empfindliche Gleichgewicht jedoch gestört, was zu einem erhöhten Gefäßwiderstand und erhöhten Drücken führt.

Wie sich PH entwickelt

Eine PH entsteht, wenn in den Lungenarterien ein anhaltender Bluthochdruck besteht. Dieser Zustand kann durch verschiedene Faktoren entstehen, darunter strukturelle Anomalien im Lungengefäßsystem, erhöhter Blutflusswiderstand oder erhöhter Druck, der von der linken Seite des Herzens ausgeht.

Zu den häufigsten Mechanismen, die an der PH-Entwicklung beteiligt sind, gehören:

- **Gefäßumbau**: Verdickung der Lungenarterienwände aufgrund einer erhöhten Produktion glatter Muskelzellen und Kollagen.
- **Vasokonstriktion**: Verengung der Blutgefäße, verursacht durch ein Ungleichgewicht vasoaktiver Substanzen wie Endothelin (ein Vasokonstriktor) und Stickstoffmonoxid (ein Vasodilatator).
- **Thrombose**: Bildung von Blutgerinnseln in den Lungenarterien, die den Blutfluss behindern.
- **Entzündung**: Chronische Entzündungen können zu Gefäßschäden und -umgestaltungen führen.

Diese Prozesse stellen eine erhebliche Belastung für die rechte Herzkammer dar, die härter arbeiten muss, um Blut durch die verengten Arterien zu pumpen. Dies führt mit der Zeit zu einer rechtsventrikulären Hypertrophie (Verdickung) und schließlich zu einer Rechtsherzinsuffizienz.

Arten von PH

Das Verständnis der verschiedenen PH-Typen ist für eine genaue Diagnose und eine wirksame Behandlung von entscheidender Bedeutung. PH wird basierend auf den zugrunde liegenden Ursachen in fünf Hauptgruppen eingeteilt:

Pulmonale arterielle Hypertonie (PAH)

PAH ist durch eine fortschreitende Verengung und Versteifung der kleinen Lungenarterien gekennzeichnet, was zu einem erhöhten Gefäßwiderstand und -druck führt. Häufige Ursachen sind:

- Idiopathische PAH (unbekannte Ursache)
- Vererbbare PAH (genetische Mutationen, z. B. BMPR2-Mutationen)
- Arzneimittel- oder toxininduzierte PAH (z. B. Appetitzügler, Methamphetamin)
- PAH im Zusammenhang mit Bindegewebserkrankungen (z. B. systemischer Sklerose), HIV-Infektion oder angeborenen Herzfehlern.

PH aufgrund einer Linksherzerkrankung

Diese Art von PH entsteht durch Erkrankungen, die die linke Herzseite betreffen und zu einem Rückflussdruck in den Lungenkreislauf führen. Beispiele hierfür sind:

- Linksventrikuläre systolische oder diastolische Dysfunktion

- Mitral- oder Aortenklappenerkrankung
- Herzinsuffizienz mit erhaltener oder reduzierter Ejektionsfraktion.

PH aufgrund einer Lungenerkrankung oder Hypoxie
PH in dieser Gruppe wird durch chronische Lungenerkrankungen oder anhaltend niedrige Sauerstoffwerte verursacht, darunter:

- Chronisch obstruktive Lungenerkrankung (COPD)
- Interstitielle Lungenerkrankung (ILD)
- Schlafstörungen der Atmung (z. B. obstruktive Schlafapnoe).

Chronische thromboembolische pulmonale Hypertonie (CTEPH)
CTEPH entsteht durch unaufgelöste Blutgerinnsel in den Lungenarterien, die zu einer anhaltenden Obstruktion und einem erhöhten Druck führen. Es ist möglicherweise durch einen chirurgischen Eingriff (pulmonale Thromboendarteriektomie) heilbar.

PH mit unklaren Mechanismen
Diese Gruppe umfasst Fälle, bei denen die genaue Ursache ungewiss ist oder mehrere Faktoren umfassen, wie zum Beispiel:

- Sarkoidose
- Hämatologische Erkrankungen (z. B. chronische hämolytische Anämie)

- Stoffwechselstörungen (z. B. Schilddrüsenerkrankung).

Wichtige Statistiken und Prävalenz

- PH ist eine seltene Erkrankung mit einer geschätzten Prävalenz von 1–2 Fällen pro 1.000 Erwachsenen.
- Pulmonale arterielle Hypertonie (PAH), eine Untergruppe der PH, hat eine weltweite Prävalenz von etwa 15–50 Fällen pro Million.
- Frauen sind häufiger von PAH betroffen als Männer, das Verhältnis von Frauen zu Männern liegt bei etwa 2
- **Altersverteilung:** PH kann Menschen jeden Alters betreffen, bestimmte Formen wie die idiopathische PAH treten jedoch häufiger bei jüngeren Erwachsenen auf, während PH aufgrund einer Erkrankung des linken Herzens oder einer chronischen Lungenerkrankung häufiger bei älteren Bevölkerungsgruppen auftritt.
- **Sterblichkeitsraten**: Unbehandelte PH hat eine hohe Sterblichkeitsrate. Beispielsweise hat unbehandelte PAH eine durchschnittliche Überlebensrate von etwa 2,8 Jahren nach der Diagnose, was die Notwendigkeit einer frühzeitigen Diagnose und Behandlung unterstreicht.
- **Geografische Variation:** Die Prävalenz von PH kann abhängig von Faktoren wie dem Zugang zur Gesundheitsversorgung, der Prävalenz der Grunderkrankung und Umweltbedingungen wie der Höhe variieren.

Das Verständnis dieser Statistiken ist von entscheidender Bedeutung, um die Notwendigkeit einer stärkeren Sensibilisierung, eines frühzeitigen Eingreifens und maßgeschneiderter Behandlungsstrategien zur Bewältigung der Herausforderungen, die diese komplexe Erkrankung mit sich bringt, hervorzuheben.

Kapitel 2: Symptome und Diagnose

Häufige Symptome

Pulmonale Hypertonie (PH) ist eine fortschreitende Erkrankung, die durch erhöhten Blutdruck in den Lungenarterien gekennzeichnet ist. Diese Arterien sind dafür verantwortlich, Blut von der rechten Herzseite zur Lunge zu transportieren. Das Verstehen und Erkennen der PH-Symptome ist für eine frühzeitige Diagnose und Behandlung von entscheidender Bedeutung. Hier werden wir die häufigsten Symptome im Detail besprechen.

1. Kurzatmigkeit (Dyspnoe): Atemnot ist eines der häufigsten Symptome einer pulmonalen Hypertonie. Bei körperlicher Betätigung kommt es häufig zu Dyspnoe, mit fortschreitender Erkrankung kann diese auch im Ruhezustand auftreten. Der erhöhte Druck in den Lungenarterien erschwert es dem Herzen, Blut in die Lunge zu pumpen, was zu einem verringerten Sauerstoffaustausch und dem Gefühl von Atemnot führt.

2. Müdigkeit: Müdigkeit ist ein weiteres häufiges und schwächendes Symptom. Die verminderte Fähigkeit des Herzens, Blut effizient zu pumpen, führt zu einer verminderten Sauerstoffversorgung des Körpergewebes, was zu ständiger Müdigkeit und Erschöpfung führt. Dieser Energiemangel kann die täglichen Aktivitäten und die allgemeine Lebensqualität erheblich beeinträchtigen.

3. Brustschmerzen (Angina pectoris): Bei Patienten mit PH können Brustschmerzen auftreten, die häufig als Druck oder Engegefühl beschrieben werden. Dieser Schmerz ist normalerweise im zentralen Teil der Brust lokalisiert. Dies liegt daran, dass die rechte Herzkammer, die das Blut durch die Lungenarterien pumpt, stärker gegen den erhöhten Druck arbeiten muss. Mit der Zeit kann diese zusätzliche Belastung dazu führen, dass der Herzmuskel ischämisch wird und Brustschmerzen auftreten.

4. Schwellung der Beine (Ödeme): Ödeme oder Schwellungen an Beinen und Knöcheln sind ein häufiges Symptom im Zusammenhang mit pulmonaler Hypertonie. Der erhöhte Druck in den Lungenarterien kann dazu führen, dass die rechte Herzseite Probleme bekommt, was zu einer Flüssigkeitsansammlung in den unteren Extremitäten führt. Dies kann zu einer deutlichen Schwellung führen, die sich nach längerem Sitzen oder Stehen verschlimmern kann.

Diagnose

Die Diagnose einer pulmonalen Hypertonie erfordert eine Kombination aus klinischer Bewertung, bildgebenden Untersuchungen und funktionellen Beurteilungen. Ziel ist es, das Vorhandensein und den Schweregrad der PH genau zu bestimmen und alle zugrunde liegenden Ursachen zu identifizieren.

1. Klinische Bewertung: Eine gründliche klinische Untersuchung ist der erste Schritt bei der Diagnose von PH. Dazu gehören eine ausführliche Anamnese und körperliche Untersuchung. Während der Untersuchung achten Ärzte auf Anzeichen wie eine Erweiterung der Halsvene, periphere Ödeme und abnormale Herztöne wie ein lautes P2 oder einen Rechtsherzschlag.

2. Bildgebende Studien: Bildgebende Untersuchungen spielen eine entscheidende Rolle bei der Diagnose und Beurteilung der pulmonalen Hypertonie. Zu den wichtigsten Bildgebungsmodalitäten gehören:

- **Echokardiogramm:** Dieser nicht-invasive Ultraschalltest beurteilt die Struktur und Funktion des Herzens. Es kann den Lungenarteriendruck abschätzen und die Größe und Funktion des rechten Ventrikels beurteilen.

- **Röntgenaufnahme der Brust:** Eine Röntgenaufnahme des Brustkorbs kann vergrößerte Lungenarterien und eine Vergrößerung des rechten Herzens erkennen lassen, die auf eine PH hinweisen.

- **Computertomographie (CT) und Magnetresonanztomographie (MRT):** Diese fortschrittlichen Bildgebungstechniken liefern detaillierte Ansichten der Lungenarterien und des

Herzens und helfen dabei, strukturelle Anomalien zu erkennen und das Ausmaß der Erkrankung einzuschätzen.

3. Funktionsbewertungen: Funktionelle Beurteilungen messen die Auswirkungen der pulmonalen Hypertonie auf die körperlichen Fähigkeiten eines Patienten. Wichtige Tests sind:

- **Sechs-Minuten-Gehtest (6MWT)**: Dieser Test misst die Strecke, die ein Patient in sechs Minuten zurücklegen kann. Es ermöglicht eine Beurteilung der Belastungstoleranz und der Funktionsfähigkeit.

- **Rechtsherzkatheterisierung:** Dieses invasive Verfahren gilt als Goldstandard für die PH-Diagnose und misst direkt den Druck in den Lungenarterien und den rechten Herzkammern. Es hilft auch, die Reaktion auf gefäßerweiternde Medikamente zu bestimmen.

4. Blutuntersuchungen: Bluttests werden häufig verwendet, um nach Grunderkrankungen zu suchen, die zur pulmonalen Hypertonie beitragen könnten. Mit diesen Tests können Marker für Herzinsuffizienz, Leber- und Nierenfunktion, Autoimmunerkrankungen und andere systemische Erkrankungen überprüft werden.

Die Erkennung und Diagnose von pulmonaler Hypertonie erfordert einen umfassenden Ansatz, der Symptombeurteilung, klinische Bewertung, Bildgebung, Funktionstests und Laborarbeiten umfasst. Eine frühzeitige und genaue Diagnose ist für die Umsetzung wirksamer

Behandlungsstrategien und die Verbesserung der Patientenergebnisse von entscheidender Bedeutung.

Diagnosereise

Wann sollte man einen Arzt aufsuchen?
Das frühzeitige Erkennen der Anzeichen und Symptome einer pulmonalen Hypertonie ist für eine wirksame Behandlung und Behandlung von entscheidender Bedeutung. Patienten sollten in Erwägung ziehen, einen Arzt aufzusuchen, wenn bei ihnen eines der folgenden Symptome auftritt:

- Anhaltende Atemnot, insbesondere bei körperlicher Aktivität oder im Liegen
- Unerklärliche Müdigkeit oder Lethargie
- Schmerzen oder Druck in der Brust, insbesondere bei Anstrengung
- Schwellungen in den Beinen oder Knöcheln, die nicht verschwinden
- Benommenheit oder Ohnmachtsanfälle
- Schnelle oder unregelmäßige Herzschläge

Eine frühzeitige Konsultation eines Gesundheitsdienstleisters kann zu einer rechtzeitigen Diagnose und besseren Ergebnissen führen.

Erste Bewertungen
Die Erstuntersuchung bei Verdacht auf pulmonale Hypertonie umfasst eine umfassende Beurteilung, einschließlich einer detaillierten Anamnese und einer gründlichen körperlichen Untersuchung.

- **Krankengeschichte:** Im Rahmen der Anamnese erkundigt sich der Arzt nach den Beschwerden des Patienten, ihrem Auftreten, ihrer Dauer und ihrem Verlauf. Sie werden auch nach allen zugrunde liegenden Erkrankungen, Lungen- oder Herzerkrankungen in der Familienanamnese und etwaiger Exposition gegenüber Risikofaktoren wie Medikamenten, Toxinen oder Höhenlagen fragen.

- **Körperliche Untersuchung:** Es wird eine sorgfältige körperliche Untersuchung durchgeführt, um nach Anzeichen für eine pulmonale Hypertonie zu suchen. Zu den wichtigsten Aspekten der körperlichen Untersuchung gehören:

- **Herz-Kreislauf-Untersuchung:** Der Arzt achtet auf abnormale Herzgeräusche wie einen lauten zweiten Herzton (P2) und Anzeichen einer Überlastung der rechten Herzkammer.

- **Jugularvenöser Druck (JVP):** Ein erhöhter JVP kann auf einen erhöhten Druck im rechten Herzen hinweisen.

- **Peripheres Ödem**: Das Vorhandensein von Schwellungen in den Beinen und Knöcheln deutet auf eine Flüssigkeitsansammlung aufgrund einer Rechtsherzinsuffizienz hin.

- **Hepatomegalie**: Eine vergrößerte Leber kann ein Zeichen einer Herzinsuffizienz sein.

Spezialisierte Tests

Wenn aufgrund der ersten Untersuchungen der Verdacht auf pulmonale Hypertonie besteht, werden mehrere spezielle Tests durchgeführt, um die Diagnose zu bestätigen und den Schweregrad der Erkrankung zu beurteilen.

Echokardiogramm: Ein Echokardiogramm ist ein nicht-invasiver Ultraschalltest, der detaillierte Bilder der Strukturen und Funktionen des Herzens liefert. Es ist oft der erste Test, der zur Beurteilung der pulmonalen Hypertonie durchgeführt wird. Zu den wichtigsten Erkenntnissen bei PH können gehören:

- Vergrößerter rechter Ventrikel und rechter Vorhof
- Verdickte rechte Ventrikelwand
- Schätzung des Lungenarteriendrucks mittels Doppler-Messungen
- Beurteilung der Herzklappen und aller damit verbundenen Anomalien

Rechtsherzkatheterisierung: Die Rechtsherzkatheterisierung gilt als Goldstandard zur Diagnose einer pulmonalen Hypertonie. Bei diesem invasiven Verfahren wird ein Katheter in eine Vene eingeführt, normalerweise im Nacken oder in der Leiste, und in das rechte Herz und die Lungenarterien eingefädelt. Es bietet direkte Messungen von:

- Druck in der Lungenarterie
- Druck im rechten Vorhof
- Herzleistung
- Lungengefäßwiderstand

Dieser Test bestätigt nicht nur die Diagnose, sondern hilft auch dabei, den Schweregrad der Erkrankung zu bestimmen und Behandlungsentscheidungen zu treffen.

Bluttests und Bildgebung: Es werden mehrere Blutuntersuchungen und bildgebende Untersuchungen durchgeführt, um mögliche zugrunde liegende Ursachen zu identifizieren und den allgemeinen Gesundheitszustand des Patienten zu beurteilen.

- **Blutuntersuchungen:** Diese Tests prüfen auf Marker für Herzinsuffizienz, Leber- und Nierenfunktion, Schilddrüsenfunktion und Autoimmunerkrankungen. Spezifische Tests können natriuretisches Peptid vom B-Typ (BNP) oder N-terminales Pro-BNP (NT-proBNP) umfassen, die bei Herzinsuffizienz erhöht sind.

- **Computertomographie (CT):** Ein CT-Scan liefert detaillierte Bilder der Lunge und der Lungenarterien. Es hilft dabei, strukturelle Anomalien wie Blutgerinnsel, Lungenerkrankungen oder andere Erkrankungen zu erkennen, die zur pulmonalen Hypertonie beitragen.

- **Magnetresonanztomographie (MRT):** Die Herz-MRT liefert detaillierte Bilder des Herzens und der Blutgefäße und liefert Informationen.

Kapitel 3: Ursachen und Risikofaktoren

Genetische und erbliche Faktoren

Pulmonale Hypertonie kann manchmal auf genetische und erbliche Faktoren zurückgeführt werden. Bestimmte Genmutationen können dazu führen, dass Menschen an dieser Erkrankung erkranken. Eine bekannte genetische Ursache ist eine Mutation im BMPR2-Gen (Bone Morphogenetic Protein Receptor Type 2). Diese Mutation kann zu einer familiären pulmonalen arteriellen Hypertonie (PAH) führen. Personen mit dieser Mutation haben ein höheres Risiko, an PH zu erkranken, und Gentests können dabei helfen, die gefährdeten Personen in den betroffenen Familien zu identifizieren. Es ist jedoch wichtig zu beachten, dass nicht jeder mit der BMPR2-Mutation PH entwickeln wird, was auf die Beteiligung anderer genetischer und umweltbedingter Faktoren hinweist.

Medizinische Bedingungen im Zusammenhang mit PH

Pulmonale Hypertonie kann Folge verschiedener Erkrankungen sein. Das Verständnis dieser Zusammenhänge ist für die effektive Diagnose und Behandlung von PH von entscheidender Bedeutung. Hier sind einige wichtige Erkrankungen im Zusammenhang mit PH:

- **1. Erkrankungen des Bindegewebes:** Bindegewebserkrankungen wie Sklerodermie, systemischer Lupus erythematodes und rheumatoide Arthritis sind wesentliche Risikofaktoren für die Entwicklung einer PH. Diese Krankheiten verursachen Entzündungen und Fibrose der kleinen Blutgefäße in der Lunge, was zu einem erhöhten Lungenarteriendruck führt.

- **2. Angeborene Herzfehler**: Bestimmte angeborene Herzfehler, wie Vorhofseptumdefekt (ASD), Ventrikelseptumdefekt (VSD) und persistierender Ductus arteriosus (PDA), können zu pulmonaler Hypertonie führen. Diese Defekte verursachen einen abnormalen Blutfluss zwischen den Herzkammern, was die Arbeitsbelastung der Lungenarterien erhöht und mit der Zeit zu erhöhten Drücken führt.

- **3. HIV-Infektion:** HIV-assoziierte pulmonale Hypertonie ist eine anerkannte Komplikation einer HIV-Infektion. Der genaue Mechanismus ist nicht vollständig geklärt, es wird jedoch angenommen, dass er direkte virale Auswirkungen, chronische Entzündungen und eine Fehlregulation des Immunsystems beinhaltet. Eine frühzeitige Diagnose und eine antiretrovirale Therapie sind für die Behandlung dieser Form der PH unerlässlich.

- **4. Lebererkrankung**: Lebererkrankungen, insbesondere Leberzirrhose und portale Hypertonie, sind mit der Entwicklung einer portopulmonalen Hypertonie verbunden. Dieser Zustand tritt auf, wenn ein hoher Blutdruck im Pfortadersystem zu einem erhöhten Druck in den Lungenarterien führt. Es handelt sich um eine schwerwiegende Komplikation, die eine umfassende Behandlung sowohl der Lebererkrankung als auch der pulmonalen Hypertonie erfordert.

Lebensstil- und Umweltauslöser

Lebensstilfaktoren und Umwelteinflüsse können zur Entwicklung einer pulmonalen Hypertonie beitragen. Zu den wichtigsten Auslösern gehören:

- **1. Große Höhe**: Das Leben in großen Höhen kann aufgrund des geringeren Sauerstoffgehalts in der Umgebung das Risiko einer PH-Entwicklung erhöhen. Der Körper gleicht dies aus, indem er den Druck in der Lungenarterie erhöht, um die Sauerstoffversorgung zu verbessern, was bei anfälligen Personen zu einem chronischen Anstieg führen kann.

- **2. Drogen- und Toxinexposition:** Die Exposition gegenüber bestimmten Medikamenten und Toxinen wird mit der Entwicklung einer pulmonalen Hypertonie in Verbindung gebracht. Beispiele hierfür sind Appetitzügler (z. B. Fenfluramin und

Dexfenfluramin), illegale Drogen (z. B. Methamphetamine) und bestimmte Chemotherapeutika. Diese Substanzen können die Blutgefäße in der Lunge schädigen und zu einem erhöhten Lungendruck führen.

- **3. Rauchen:** Rauchen ist ein erheblicher Risikofaktor für verschiedene Herz-Kreislauf- und Atemwegserkrankungen, darunter auch pulmonale Hypertonie. Die giftigen Substanzen im Tabakrauch können die Blutgefäße schädigen und das PH-Risiko erhöhen.

Medikamente und Toxine

Bestimmte Medikamente und Umweltgifte werden mit der Entstehung von pulmonaler Hypertonie in Verbindung gebracht. Es ist wichtig, diese potenziellen Risiken zu erkennen, um PH effektiv zu verhindern und zu behandeln.

- **1. Appetitzügler:** Es wurde festgestellt, dass bestimmte Appetitzügler, insbesondere solche, die Fenfluramin und Dexfenfluramin enthalten, das Risiko einer PH erhöhen. Diese Medikamente wurden schließlich aufgrund ihres Zusammenhangs mit pulmonaler Hypertonie vom Markt genommen.

- **2. Illegale Drogen:** Der Konsum illegaler Drogen, insbesondere von Stimulanzien wie Methamphetamin und Kokain, kann zu schwerer pulmonaler Hypertonie führen. Diese Stoffe schädigen direkt die Lungengefäße und erhöhen das Risiko einer PH.

- **3. Chemotherapie:** Wirkstoffe Einige Chemotherapeutika wie Bleomycin und Busulfan können Lungenschäden verursachen und das Risiko einer pulmonalen Hypertonie erhöhen. Patienten, die sich einer Chemotherapie unterziehen, sollten engmaschig auf Anzeichen einer PH überwacht werden, insbesondere wenn bei ihnen andere Risikofaktoren vorliegen.

Pulmonale Hypertonie ist eine vielschichtige Erkrankung mit einer Reihe genetischer, medizinischer, Lebensstil- und umweltbedingter Risikofaktoren. Das Verständnis dieser Ursachen ist für eine frühzeitige Diagnose, eine wirksame Behandlung und die Verbesserung der Patientenergebnisse von entscheidender Bedeutung. Durch die Anerkennung der verschiedenen Ursachen von PH können Gesundheitsdienstleister ihren Ansatz an die individuellen Umstände jedes Patienten anpassen und so die bestmöglichen Pflege- und Managementstrategien sicherstellen.

Kapitel 4: Behandlungsoptionen

Die Behandlung der pulmonalen Hypertonie (PH) erfordert einen umfassenden Ansatz, der auf den Schweregrad der Erkrankung und die zugrunde liegenden Ursachen zugeschnitten ist. Das Ziel der Behandlung besteht darin, die Symptome zu lindern, die Lebensqualität zu verbessern und das Fortschreiten der Krankheit zu verlangsamen. Hier befassen wir uns mit den verschiedenen Behandlungsmöglichkeiten, die zur Behandlung von PH zur Verfügung stehen.

Medikamente

1. Vasodilatatoren: Vasodilatatoren sind ein Eckpfeiler bei der Behandlung von PH. Sie helfen, die Blutgefäße zu entspannen und zu erweitern, wodurch der Druck in den Lungenarterien verringert wird. Zu den wichtigsten Arten von Vasodilatatoren, die bei PH eingesetzt werden, gehören:

- **Prostacycline**: Dies sind starke Vasodilatatoren, die auch die Blutplättchenaggregation hemmen und antiproliferative Wirkungen haben. Medikamente wie Epoprostenol (Flolan), Treprostinil (Remodulin) und Iloprost (Ventavis) fallen in diese Kategorie. Prostacycline können je nach Medikament und

Patientenbedarf intravenös, subkutan, oral oder durch Inhalation verabreicht werden.

- **Endothelin-Rezeptor-Antagonisten (ERAs):** Endothelin ist eine Substanz, die eine Verengung der Blutgefäße bewirkt. ERAs wie Bosentan (Tracleer) und Ambrisentan (Letairis) blockieren die Wirkung von Endothelin und tragen so dazu bei, den Lungenarteriendruck zu senken und die körperliche Leistungsfähigkeit zu verbessern.

- **Phosphodiesterase-5 (PDE-5)-Inhibitoren:** Diese Medikamente, darunter Sildenafil (Revatio) und Tadalafil (Adcirca), verstärken die Wirkung von Stickstoffmonoxid, einem natürlichen Vasodilatator, indem sie das Enzym PDE-5 hemmen. Dies führt zu einer Entspannung der Lungenarterien und einer verbesserten Durchblutung.

2. Antikoagulanzien: Antikoagulanzien wie Warfarin werden zur Vorbeugung von Blutgerinnseln eingesetzt, die bei Patienten mit PH besonders gefährlich sein können. Blutgerinnsel können die bereits geschädigten Lungenarterien weiter verstopfen, was die Symptome verschlimmert und das Risiko von Komplikationen erhöht. Regelmäßige Überwachung und Dosisanpassungen sind erforderlich, um den angemessenen therapeutischen Bereich aufrechtzuerhalten und das Blutungsrisiko zu minimieren.

3. Diuretika: Diuretika oder „Wasserpillen" tragen dazu bei, Flüssigkeitsansammlungen zu reduzieren und das

Blutvolumen zu verringern, das das Herz pumpen muss. Dies kann Symptome wie Schwellungen in den Beinen (Ödeme) lindern und dabei helfen, die Belastung des Herzens zu bewältigen. Zu den gängigen Diuretika, die bei der PH-Behandlung eingesetzt werden, gehören Furosemid (Lasix) und Spironolacton (Aldacton).

4. Sauerstofftherapie: Patienten mit PH wird häufig eine Sauerstofftherapie verschrieben, insbesondere solchen mit niedrigem Sauerstoffgehalt im Blut. Zusätzlicher Sauerstoff kann dazu beitragen, die Sauerstoffversorgung zu verbessern, Kurzatmigkeit zu reduzieren und die Belastungstoleranz zu erhöhen. Es ist besonders vorteilhaft für Patienten, die in großen Höhen leben oder gleichzeitig an Lungenerkrankungen leiden.

Änderungen des Lebensstils

1. Ernährungs- und Bewegungsempfehlungen: Eine ausgewogene Ernährung und regelmäßige Bewegung sind wichtige Bestandteile der PH-Behandlung. Patienten sollten sich auf eine Ernährung konzentrieren, die reich an Obst, Gemüse, Vollkornprodukten, magerem Eiweiß und gesunden Fetten ist und gleichzeitig die Salzaufnahme begrenzen, um Flüssigkeitsansammlungen zu reduzieren. Übungsprogramme sollten auf die Fähigkeiten und Einschränkungen jedes Einzelnen zugeschnitten sein. Lungenrehabilitationsprogramme unter der Aufsicht von medizinischem Fachpersonal können sichere und wirksame Trainingsprogramme zur Verbesserung der

Herz-Kreislauf-Fitness und des allgemeinen Wohlbefindens bieten.

2. Umgang mit Stress und Müdigkeit: Stress und Müdigkeit können die Lebensqualität von Patienten mit PH erheblich beeinträchtigen. Techniken wie Achtsamkeit, Meditation und Entspannungsübungen können helfen, mit Stress umzugehen. Ausreichende Ruhe und Schlaf sind ebenfalls entscheidend. Patienten sollten auf ihren Körper hören und Überanstrengung vermeiden, indem sie Aktivität mit Ruhephasen in Einklang bringen, um Energie zu sparen und Müdigkeit zu reduzieren.

Fortgeschrittene Therapien

1. Chirurgische Optionen: Bei Patienten, die nicht ausreichend auf Medikamente und andere Therapien ansprechen, können chirurgische Optionen in Betracht gezogen werden. Ein solches Verfahren ist die Vorhofseptostomie, bei der ein kleines Loch zwischen den oberen Herzkammern (Vorhöfen) geschaffen wird, um den Druck auf der rechten Seite des Herzens zu verringern und die Sauerstoffversorgung zu verbessern. Dieses Verfahren ist in der Regel schweren Fällen vorbehalten und kann eine Linderung der Symptome bewirken.

2. Lungen- oder Herz-Lungen-Transplantationen: In fortgeschrittenen Stadien der PH, wenn andere Behandlungen versagt haben, kann eine Lungentransplantation oder eine Herz-Lungen-Transplantation erforderlich sein. Diese Verfahren sind komplex und beinhalten den Ersatz der erkrankten Lunge oder sowohl des Herzens als auch der

Lunge durch gesunde Spenderorgane. Eine Transplantation kann das Überleben und die Lebensqualität erheblich verbessern, erfordert jedoch eine sorgfältige Patientenauswahl, eine langfristige Immunsuppression und eine intensive postoperative Pflege.

Die Behandlung der pulmonalen Hypertonie erfordert einen vielschichtigen Ansatz, der Medikamente, Änderungen des Lebensstils und fortschrittliche Therapien umfasst. Eine frühzeitige Diagnose und Intervention sind entscheidend, um das Fortschreiten der Krankheit zu verlangsamen und die Behandlungsergebnisse für die Patienten zu verbessern. Durch das Verständnis der verfügbaren Behandlungsoptionen können Gesundheitsdienstleister individuelle Pflegepläne entwickeln, die auf die individuellen Bedürfnisse jedes Patienten eingehen. Durch eine Kombination aus medizinischer Behandlung, Änderungen des Lebensstils und gegebenenfalls chirurgischen Eingriffen können Patienten mit PH eine bessere Symptomkontrolle und eine höhere Lebensqualität erreichen.

Kapitel 5: Umgang mit Nebenwirkungen von Medikamenten

Der Umgang mit Nebenwirkungen von Medikamenten ist ein entscheidender Aspekt bei der Behandlung von pulmonaler Hypertonie (PH). Das Verständnis potenzieller Nebenwirkungen hilft sowohl Patienten als auch Gesundheitsdienstleistern, Behandlungspläne zu optimieren und das allgemeine Wohlbefinden des Patienten zu verbessern. Hier besprechen wir die häufigen Nebenwirkungen, die mit verschiedenen Klassen von Medikamenten zur Behandlung von PH verbunden sind, und Strategien zu deren wirksamer Behandlung.

Häufige Nebenwirkungen nach Medikamentenklasse

1. Vasodilatatoren

Vasodilatatoren sind bei der Behandlung von PH unerlässlich, da sie dabei helfen, die Lungenarterien zu erweitern und den Druck zu senken. Allerdings können diese Medikamente eine Reihe von Nebenwirkungen haben:

- **Kopfschmerzen**: Eine der häufigsten Nebenwirkungen von Vasodilatatoren sind Kopfschmerzen. Dies geschieht durch die Erweiterung der Blutgefäße im Gehirn. Unter Anleitung ihres Arztes können Patienten ihre Kopfschmerzen mit rezeptfreien Schmerzmitteln wie Paracetamol oder Ibuprofen in den Griff bekommen.

- **Spülung**: Eine Rötung oder ein warmes, rotes Erscheinungsbild der Haut betrifft häufig Gesicht und Hals. Im Allgemeinen handelt es sich um eine harmlose Nebenwirkung, die jedoch unangenehm sein kann. Den Patienten wird empfohlen, Auslöser wie heiße Getränke, scharf gewürzte Speisen und Alkohol zu meiden, da diese die Hitzewallung verschlimmern können.

- **Kieferschmerzen**: Einige Prostacyclin-Analoga wie Treprostinil können Kieferschmerzen verursachen, insbesondere beim Kauen. Diese Nebenwirkung ist normalerweise mild und bessert sich mit der Zeit. Bei anhaltenden Kieferschmerzen kann eine Anpassung der Dosierung oder ein Wechsel auf ein alternatives Medikament erforderlich sein.

2. Antikoagulanzien

Antikoagulanzien werden zur Vorbeugung von Blutgerinnseln bei Patienten mit PH eingesetzt. Obwohl sie wirksam sind, können sie das Blutungsrisiko erhöhen:

- **Blutungsrisiken**: Die Hauptsorge bei Antikoagulanzien ist das erhöhte Blutungsrisiko, das von geringfügig (z. B. Blutergüssen) bis schwer (z. B. Magen-Darm-Blutungen oder hämorrhagischer Schlaganfall) reichen kann. Patienten sollten darüber aufgeklärt werden, Anzeichen von Blutungen zu erkennen, darunter ungewöhnliche Blutergüsse, anhaltende Blutungen aus Schnittwunden, Blut im Urin oder Stuhl sowie starke Kopfschmerzen. Eine regelmäßige Überwachung der Blutgerinnungsparameter (z. B. INR bei Patienten unter Warfarin) ist unerlässlich, um sicherzustellen, dass das Medikament im therapeutischen Bereich liegt.

3. Diuretika

Diuretika tragen dazu bei, die Flüssigkeitsansammlung zu reduzieren und die Belastung des Herzens zu verringern. Sie können jedoch zu Dehydrierung und Elektrolytstörungen führen:

- **Dehydrierung**: Diuretika erhöhen die Urinausscheidung, was zu Dehydrierung führen kann, wenn die Flüssigkeitsaufnahme nicht ausreichend aufrechterhalten wird. Die Patienten sollten dazu angehalten werden, ausreichend Flüssigkeit zu sich zu nehmen und auf Anzeichen einer Dehydrierung, wie Mundtrockenheit, Schwindel und verminderte Urinausscheidung, zu achten.

- **Elektrolyt-Ungleichgewicht**: Diuretika können ein Ungleichgewicht der Elektrolyte, insbesondere von Kalium und Natrium, verursachen. Ein niedriger Kaliumspiegel (Hypokaliämie) kann Muskelkrämpfe, Schwäche und Herzrhythmusstörungen verursachen. Patienten müssen möglicherweise Kaliumpräparate einnehmen oder kaliumreiche Lebensmittel wie Bananen, Orangen und Spinat zu sich nehmen. Zur Überwachung und Anpassung des Elektrolytspiegels sind regelmäßige Blutuntersuchungen erforderlich.

4. Sauerstofftherapie

Eine Sauerstofftherapie wird häufig zur Verbesserung des Blutsauerstoffgehalts bei PH-Patienten eingesetzt. Obwohl es im Allgemeinen sicher ist, kann es Nebenwirkungen haben:

- **Nasentrockenheit**: Eine längere Anwendung der Sauerstofftherapie kann zu trockener Nase und Reizungen führen. Patienten können einen Luftbefeuchter oder Nasensalzsprays verwenden, um die Nasengänge feucht zu halten. Es ist auch wichtig sicherzustellen, dass das Sauerstoffgerät richtig sitzt und keine Beschwerden verursacht.

- **Hautreizung**: Sauerstoffmasken oder Nasenkanülen können Hautreizungen oder Druckstellen verursachen, insbesondere im Bereich der Ohren und der Nase. Eine regelmäßige Reinigung der Haut und eine Anpassung der Passform des Geräts können helfen, diesen Problemen vorzubeugen. Auch die

Verwendung von gepolsterten Überzügen für die Nasenbrille kann für zusätzlichen Komfort sorgen.

Der Umgang mit den Nebenwirkungen von Medikamenten gegen pulmonale Hypertonie ist ein entscheidender Bestandteil der Patientenversorgung. Durch das Verständnis der häufigen Nebenwirkungen jeder Medikamentenklasse und die Umsetzung von Strategien zu deren Bewältigung können Gesundheitsdienstleister dazu beitragen, die Therapietreue der Patienten und die allgemeine Lebensqualität zu verbessern. Eine regelmäßige Kommunikation zwischen Patienten und ihrem Gesundheitsteam ist unerlässlich, um etwaige Bedenken auszuräumen und notwendige Anpassungen des Behandlungsplans vorzunehmen. Durch proaktives Management von Medikamentennebenwirkungen können Patienten mit PH eine bessere Symptomkontrolle erreichen und sich über ein höheres Wohlbefinden freuen.

Strategien zur Bewältigung von Nebenwirkungen

Der Umgang mit Nebenwirkungen von Medikamenten zur Behandlung der pulmonalen Hypertonie (PH) erfordert einen vielschichtigen Ansatz. Durch die enge Zusammenarbeit mit medizinischem Fachpersonal, die Anpassung der Behandlungspläne nach Bedarf und den Einsatz ergänzender Therapien, wenn dies angebracht ist, können Patienten Nebenwirkungen effektiv bewältigen und ihre Lebensqualität aufrechterhalten. Hier finden Sie eine umfassende Anleitung, wie Sie dies erreichen können.

Zusammenarbeit mit Ihrem Gesundheitsteam
Ein kooperativer Ansatz mit Ihrem Gesundheitsteam ist für den Umgang mit Nebenwirkungen von Medikamenten unerlässlich. Eine effektive Kommunikation und regelmäßige Nachverfolgungen können dazu beitragen, dass etwaige Probleme umgehend behoben werden. So können Sie mit Ihrem Gesundheitsteam zusammenarbeiten:

- **Regelmäßige Termine**: Vereinbaren Sie regelmäßige Termine mit Ihrem Arzt, um Ihren Zustand zu überwachen und etwaige Nebenwirkungen zu besprechen. Eine offene Kommunikation ermöglicht eine zeitnahe Anpassung Ihres Behandlungsplans.

- **Detaillierte Symptomberichterstattung**: Seien Sie bei der Meldung von Nebenwirkungen genau. Beschreiben Sie den Beginn, die Dauer und die Schwere der Symptome. Diese detaillierten Informationen helfen Ihrem Arzt, die Auswirkungen des Medikaments zu verstehen und die beste Vorgehensweise zu bestimmen.

- **Einhaltung des Behandlungsplans:** Befolgen Sie den vorgeschriebenen Behandlungsplan. Ändern oder setzen Sie Medikamente nicht ohne Rücksprache mit Ihrem Arzt ab, da dies zu Nebenwirkungen führen und Ihren Zustand verschlechtern kann.

Anpassen des Zeitpunkts oder der Dosierung von Medikamenten

Manchmal können Nebenwirkungen durch eine Anpassung des Zeitpunkts oder der Dosierung von Medikamenten behandelt werden. Hier sind einige Strategien:

- **Timing-Anpassungen:** Die Einnahme von Medikamenten zu unterschiedlichen Tageszeiten kann dazu beitragen, Nebenwirkungen zu minimieren. Beispielsweise kann die Einnahme von Vasodilatatoren in der Nacht die Auswirkungen von Kopfschmerzen und Hitzewallungen bei Aktivitäten am Tag verringern. Besprechen Sie mit Ihrem Arzt die besten Zeiten für die Einnahme Ihrer Medikamente, basierend auf Ihrem Tagesablauf und Ihrem Nebenwirkungsverhalten.

- **Dosierungsänderungen**: Eine Anpassung der Dosierung kann manchmal Nebenwirkungen reduzieren und dennoch therapeutische Vorteile bieten. Ihr Arzt beginnt möglicherweise mit einer niedrigeren Dosis und erhöht diese schrittweise, um das optimale Gleichgewicht zwischen Wirksamkeit und Verträglichkeit zu finden. Passen Sie Ihre Dosierung niemals ohne ärztlichen Rat an.

Einsatz komplementärer Therapien (falls angebracht)

Komplementäre Therapien können neben herkömmlichen Behandlungen eingesetzt werden, um die Nebenwirkungen zu lindern. Es ist wichtig, alle ergänzenden Therapien mit Ihrem Arzt zu besprechen, um sicherzustellen, dass sie sicher und für Ihre Erkrankung geeignet sind. Zu den möglichen ergänzenden Ansätzen gehören:

- **Physiotherapie**: Physiotherapie kann dazu beitragen, die allgemeine Fitness zu verbessern, Müdigkeit zu reduzieren und Muskel- und Gelenkschmerzen im Zusammenhang mit PH und seinen Behandlungen zu lindern.

- **Ernährungsunterstützung**: Ein registrierter Ernährungsberater kann Ratschläge zu Ernährungsumstellungen geben, die durch Diuretika verursachte Nebenwirkungen wie Übelkeit oder Elektrolytstörungen lindern können. Die Sicherstellung der richtigen Ernährung unterstützt die allgemeine Gesundheit und kann einige medikamentenbedingte Probleme lindern.

- **Achtsamkeits- und Entspannungstechniken**: Techniken wie Yoga, Meditation und Atemübungen können helfen, mit Stress und Ängsten umzugehen, die durch Nebenwirkungen von Medikamenten verstärkt werden können. Diese Praktiken fördern Entspannung und allgemeines Wohlbefinden.

Wann Sie einen Arzt aufsuchen sollten

Für eine wirksame Behandlung von Nebenwirkungen ist es von entscheidender Bedeutung, zu wissen, wann ein Arzt aufgesucht werden muss. Einige Nebenwirkungen können zu Hause behandelt werden, während andere einen sofortigen medizinischen Eingriff erfordern. Hier sind einige Richtlinien:

- **Schwere Nebenwirkungen**: Wenn bei Ihnen schwerwiegende Nebenwirkungen wie starke Brustschmerzen, erhebliche Kurzatmigkeit, Schwellungen der Extremitäten oder Anzeichen einer allergischen Reaktion (z. B. Hautausschlag, Juckreiz, Schwellung, starker Schwindel, Atembeschwerden) auftreten, suchen Sie sofort einen Arzt auf.

- **Anhaltende Nebenwirkungen**: Wenn die Nebenwirkungen trotz häuslicher Behandlungsstrategien bestehen bleiben, ist es wichtig, dass Sie sich an Ihren Arzt wenden. Anhaltende Symptome können ein Hinweis auf die Notwendigkeit einer Behandlungsanpassung oder einer alternativen Therapie sein.

- **Blutung**: Bei Patienten, die Antikoagulanzien einnehmen, sollten Anzeichen ungewöhnlicher Blutungen (z. B. anhaltende Blutungen aus Schnittwunden, Blut im Urin oder Stuhl, starke Menstruationsblutungen) eine sofortige ärztliche Konsultation veranlassen. Diese Symptome könnten ein Hinweis darauf sein, dass die Dosierung Ihres Antikoagulans angepasst werden muss.

- **Elektrolytungleichgewicht:** Anzeichen eines Elektrolytungleichgewichts wie schwere Muskelkrämpfe, Schwäche, unregelmäßiger Herzschlag oder Verwirrtheit erfordern eine sofortige ärztliche Untersuchung. Regelmäßige Blutuntersuchungen sind unerlässlich, um den Elektrolytspiegel zu überwachen und Komplikationen vorzubeugen.

Die wirksame Behandlung von Medikamentennebenwirkungen bei pulmonaler Hypertonie erfordert einen proaktiven und kooperativen Ansatz. Durch eine enge Zusammenarbeit mit Gesundheitsdienstleistern, entsprechende Anpassungen des Zeitpunkts und der Dosierung von Medikamenten sowie die Berücksichtigung ergänzender Therapien können Patienten Nebenwirkungen abmildern und ihre Lebensqualität verbessern. Wenn Sie wissen, wann Sie einen Arzt aufsuchen sollten, stellen Sie sicher, dass schwerwiegende Probleme umgehend behoben werden, und tragen so zur Aufrechterhaltung einer optimalen Gesundheit und Wirksamkeit der Behandlung bei. Durch diese Strategien können Patienten die Komplexität ihres Behandlungsplans mit Zuversicht und Unterstützung meistern.

Kapitel 6: Umgang mit pulmonaler Hypertonie

Selbstüberwachung und Fortschrittsverfolgung

Eine wirksame Behandlung der pulmonalen Hypertonie (PH) erfordert nicht nur die Einhaltung verordneter Behandlungen, sondern auch eine aktive Selbstüberwachung und Verfolgung des Fortschritts. Indem sie ihren Zustand genau im Auge behalten, können Patienten frühe Anzeichen einer Verschlechterung der Symptome erkennen und fundierte Entscheidungen über ihre Gesundheit treffen. Hier finden Sie wichtige Strategien und Tools, mit denen Patienten ihre Fortschritte umfassend selbst überwachen und verfolgen können.

1. Tägliches Symptomprotokoll

Das Führen eines täglichen Protokolls der Symptome kann Patienten und Gesundheitsdienstleistern dabei helfen, Muster zu erkennen und etwaige Veränderungen des Zustands zu erkennen. Wichtige zu beachtende Aspekte sind:

- **Atemlosigkeit**: Notieren Sie die Häufigkeit und Schwere der Atemnot. Notieren Sie alle Aktivitäten, die es auslösen oder verschlimmern.

- **Ermüdung**: Überwachen Sie das Energieniveau den ganzen Tag über. Beschreiben Sie, wie sich Müdigkeit auf die täglichen Aktivitäten auswirkt und welche Schwankungen in ihrer Intensität auftreten.

- **Brustschmerzen**: Dokumentieren Sie alle Episoden von Brustschmerzen, einschließlich der Art, Dauer und aller Faktoren, die die Schmerzen zu lindern oder zu verschlimmern scheinen.

- **Schwellung:** Achten Sie auf Schwellungen an den Beinen, Knöcheln oder am Bauch. Beachten Sie die Tageszeit, zu der die Schwellung am stärksten ausgeprägt ist, und alle Faktoren, die sie beeinflussen.

2. Verfolgung der körperlichen Aktivität

Regelmäßige körperliche Aktivität ist für Patienten mit PH von Vorteil, es ist jedoch wichtig zu überwachen, wie der Körper auf das Training reagiert. Verwenden Sie einen Fitness-Tracker oder ein einfaches Tagebuch, um Folgendes zu protokollieren:

- **Art und Dauer der Übung:** Notieren Sie die Art der durchgeführten körperlichen Aktivität (z. B. Gehen, Radfahren, Yoga) und die Dauer jeder Sitzung.

- **Intensitätsstufen:** Beachten Sie die Intensität des Trainings, ob leicht, mäßig oder intensiv, und wie der Körper während und nach der Aktivität reagiert.

- **Symptome während des Trainings:** Dokumentieren Sie alle bei körperlicher Aktivität auftretenden Symptome wie Kurzatmigkeit, Brustschmerzen oder Schwindel.

3. Medikamenteneinhaltung und Nebenwirkungen

Die Einhaltung des verschriebenen Medikamentenplans ist für die Behandlung der PH von entscheidender Bedeutung. Das Führen eines Medikamententagebuchs kann dabei helfen, eine konsequente Einnahme sicherzustellen und etwaige Nebenwirkungen zu erkennen:

- **Medikamentenplan:** Notieren Sie den Zeitpunkt und die Dosierung jedes eingenommenen Medikaments. Verwenden Sie Erinnerungen oder Alarme, um den Überblick zu behalten.

- **Nebenwirkungen:** Überwachen und dokumentieren Sie alle aufgetretenen Nebenwirkungen. Notieren Sie den Schweregrad, die Dauer und alle Maßnahmen, die zu deren Bewältigung ergriffen wurden.

4. Überwachung der Vitalfunktionen

Die regelmäßige Überwachung der Vitalfunktionen kann wertvolle Erkenntnisse über den PH-Status liefern:

- **Blutdruck:** Messen und protokollieren Sie täglich den Blutdruck und konzentrieren Sie sich dabei insbesondere auf die Messwerte des Lungenarteriendrucks, sofern verfügbar.

- **Herzfrequenz**: Verfolgen Sie die Ruheherzfrequenz und alle signifikanten Veränderungen während körperlicher Aktivität.

- **Sauerstoffsättigung**: Verwenden Sie ein Pulsoximeter, um die Sauerstoffsättigung zu messen und aufzuzeichnen. Beachten Sie jeden Abfall des Spiegels, insbesondere während Aktivitäten oder im Schlaf.

5. Regelmäßige Gesundheitschecks
Regelmäßige Nachuntersuchungen bei Gesundheitsdienstleistern sind für die fortlaufende Beurteilung und Behandlung von PH von entscheidender Bedeutung:

- **Geplante Termine:** Behalten Sie den Überblick über alle geplanten Termine mit Lungenärzten, Kardiologen und anderen an der Pflege beteiligten Spezialisten und nehmen Sie diese wahr.

- **Diagnosetests**: Führen Sie empfohlene diagnostische Tests wie Echokardiogramme, Sechs-Minuten-Gehtests und Rechtsherzkatheteruntersuchungen durch, um das Fortschreiten der Krankheit zu überwachen.

- **Labortests:** Regelmäßige Blutuntersuchungen können dabei helfen, den Elektrolytspiegel, die Nierenfunktion und andere lebenswichtige Parameter zu überwachen, die durch PH-Medikamente beeinflusst werden können.

6. Digitale Tools und Anwendungen

Es gibt verschiedene digitale Tools und mobile Anwendungen, die Patienten mit chronischen Erkrankungen wie PH helfen sollen:

- **Gesundheits-Apps:** Verwenden Sie Gesundheits-Apps, um Symptome, Medikamente und Vitalfunktionen zu verfolgen. Diese Apps können Erinnerungen bereitstellen und Berichte erstellen, die mit Gesundheitsdienstleistern geteilt werden können.

- **Tragbare Geräte:** Tragbare Geräte wie Fitness-Tracker und Smartwatches können kontinuierlich Herzfrequenz, körperliche Aktivität und Schlafmuster überwachen und Echtzeitdaten für die Verwaltung des PH-Werts liefern.

7. Support-Netzwerke
Die Zusammenarbeit mit Unterstützungsnetzwerken kann emotionale und praktische Hilfe bieten:

- **Patientenselbsthilfegruppen**: Treten Sie Selbsthilfegruppen bei, entweder online oder persönlich, um mit anderen Menschen mit PH in Kontakt zu treten. Der Austausch von Erfahrungen und Tipps kann wertvolle Erkenntnisse und Ermutigung liefern.

- **Familie und Freunde**: Beziehen Sie Familie und Freunde in den Managementplan ein. Sie können Unterstützung bieten, bei der Überwachung helfen und Patienten zu Arztterminen begleiten.

Selbstüberwachung und Fortschrittsverfolgung sind wesentliche Bestandteile der Behandlung von pulmonaler Hypertonie. Durch die sorgfältige Aufzeichnung von Symptomen, körperlicher Aktivität, Medikamenteneinhaltung und Vitalfunktionen können Patienten ein besseres Verständnis ihrer Erkrankung erlangen und eng mit ihrem Gesundheitsteam zusammenarbeiten, um die Behandlung zu optimieren. Der Einsatz digitaler Tools und die Suche nach Unterstützung von Angehörigen und Patientengemeinschaften verbessern das PH-Management weiter. Mit einem proaktiven Ansatz können Patienten ihren Gesundheitszustand effektiv überwachen, frühe Anzeichen einer Verschlechterung erkennen und eine höhere Lebensqualität aufrechterhalten.

Bewältigungsstrategien für Patienten

Umgang mit emotionaler Gesundheit
Der Umgang mit einer chronischen Erkrankung wie pulmonaler Hypertonie (PH) kann eine emotionale Herausforderung sein. Für Patienten ist es wichtig, ihr emotionales Wohlbefinden als Teil ihres gesamten

Gesundheitsmanagements zu berücksichtigen. Hier sind einige Strategien, um die emotionale Gesundheit effektiv zu verwalten:

1. Erkennen Sie Ihre Gefühle an: Es ist normal, ein breites Spektrum an Emotionen zu erleben, darunter Angst, Unruhe, Traurigkeit und Frustration. Das Erkennen dieser Gefühle ist der erste Schritt, um mit ihnen umzugehen. Das Leugnen oder Unterdrücken von Emotionen kann zu erhöhtem Stress und psychischen Problemen führen.

2. Suchen Sie professionelle Unterstützung: Erwägen Sie, mit einem Psychologen oder Berater zu sprechen, der Ihnen Unterstützung und Bewältigungsstrategien bieten kann. Die kognitive Verhaltenstherapie (CBT) kann besonders hilfreich bei der Bewältigung von Angstzuständen und Depressionen sein, indem sie negative Gedankenmuster und Verhaltensweisen verändert.

3. Bleiben Sie in Verbindung: Die Aufrechterhaltung sozialer Kontakte ist entscheidend für das emotionale Wohlbefinden. Regelmäßige Kommunikation mit Familie und Freunden bietet emotionalen Halt und verringert das Gefühl der Isolation. Selbsthilfegruppen, sowohl online als auch persönlich, ermöglichen es Patienten, Erfahrungen auszutauschen und Erkenntnisse von anderen zu gewinnen, die vor ähnlichen Herausforderungen stehen.

4. Üben Sie Achtsamkeits- und Entspannungstechniken: Achtsamkeitsübungen wie Meditation, Yoga und Atemübungen können helfen, Stress abzubauen und die emotionale Gesundheit zu verbessern. Diese Techniken fördern die Entspannung und können in den Alltag integriert werden, um Ängste zu bewältigen und das allgemeine Wohlbefinden zu verbessern.

5. Setzen Sie sich realistische Ziele: Das Setzen realistischer und erreichbarer Ziele kann ein Gefühl von Zielstrebigkeit und Erfolg vermitteln. Teilen Sie große Aufgaben in kleinere, überschaubare Schritte auf und feiern Sie Ihre Fortschritte. Dieser Ansatz trägt dazu bei, die Motivation und eine positive Einstellung aufrechtzuerhalten.

6. Nehmen Sie an unterhaltsamen Aktivitäten teil: Nehmen Sie an Hobbys und Aktivitäten teil, die Freude und Entspannung bringen. Ob Lesen, Gartenarbeit, Malen oder Musikhören: Aktivitäten, die Ihnen Spaß machen, können Sie von gesundheitlichen Sorgen ablenken und das emotionale Wohlbefinden steigern.

Tägliche Herausforderungen meistern

Das Leben mit pulmonaler Hypertonie stellt jeden Tag vor Herausforderungen, aber mit den richtigen Strategien können Patienten ein erfülltes Leben führen. Hier sind einige Tipps zur Bewältigung dieser Herausforderungen:

1. Energieeinsparung: Müdigkeit ist ein häufiges Symptom von PH, daher ist das Einsparen von Energie von entscheidender Bedeutung. Planen Sie Ihren Tag so, dass Aktivitäten und Ruhephasen in Einklang gebracht werden. Priorisieren Sie Aufgaben und konzentrieren Sie sich auf die

Erledigung wesentlicher Aktivitäten. Nutzen Sie anpassungsfähige Geräte und Techniken, um die körperliche Belastung zu reduzieren, z. B. die Verwendung eines Duschstuhls oder die Zubereitung von Mahlzeiten im Sitzen.

2. Ernährung und Flüssigkeitszufuhr: Achten Sie auf eine ausgewogene Ernährung, um die allgemeine Gesundheit zu unterstützen. Konzentrieren Sie sich auf nährstoffreiche Lebensmittel, darunter Obst, Gemüse, mageres Eiweiß und Vollkornprodukte. Begrenzen Sie die Salzaufnahme, um Flüssigkeitsansammlungen zu reduzieren. Es ist wichtig, ausreichend Flüssigkeit zu sich zu nehmen, aber Patienten, die Diuretika einnehmen, sollten die Empfehlungen ihres Arztes zur Flüssigkeitsaufnahme befolgen.

3. Einhaltung des Behandlungsplans: Die strikte Einhaltung verschriebener Medikamente und Behandlungen ist für die Behandlung von PH unerlässlich. Verwenden Sie Medikamenten-Organizer, Alarme oder mobile Apps, um sich die Dosen zu merken. Regelmäßige Nachuntersuchungen bei Gesundheitsdienstleistern stellen sicher, dass Ihr Behandlungsplan wirksam ist und rechtzeitige Anpassungen ermöglicht.

4. Körperliche Aktivität: Eine angemessene körperliche Aktivität kann die Herz-Kreislauf-Fitness und das allgemeine Wohlbefinden verbessern. Arbeiten Sie mit Ihrem Arzt zusammen, um einen sicheren und maßgeschneiderten Trainingsplan zu entwickeln. Lungenrehabilitationsprogramme bieten überwachte Übungen und Schulungen, um PH effektiv zu verwalten.

5. Umgang mit Symptomen: Lernen Sie, frühe Anzeichen einer Symptomverschlimmerung zu erkennen und proaktive Maßnahmen zu deren Bewältigung zu ergreifen. Wenn Sie beispielsweise eine zunehmende Kurzatmigkeit bemerken, legen Sie Ihre Beine hoch, um Schwellungen zu reduzieren, oder wenden Sie eine verordnete Sauerstofftherapie an. Führen Sie ein Symptomtagebuch, um Muster zu verfolgen, und besprechen Sie diese mit Ihrem Arzt.

6. Praktische Anpassungen: Nehmen Sie praktische Anpassungen an Ihrem Wohnumfeld vor, um körperliche Anstrengung zu reduzieren und die Sicherheit zu erhöhen. Ordnen Sie häufig verwendete Gegenstände griffbereit an und erwägen Sie die Installation von Handläufen oder Haltegriffen im Badezimmer. Diese Veränderungen können dazu beitragen, körperliche Belastungen zu minimieren und Unfälle zu vermeiden.

7. Bildung und Interessenvertretung: Informieren Sie sich über pulmonale Hypertonie und bleiben Sie über neue Behandlungsmethoden und Behandlungsstrategien informiert. Wenn Sie gut informiert sind, können Sie fundierte Entscheidungen über Ihre Gesundheit treffen. Setzen Sie sich für Ihre Bedürfnisse ein, indem Sie offen mit Ihrem Gesundheitsteam kommunizieren und bei Bedarf eine Zweitmeinung einholen.

Eine wirksame Behandlung der pulmonalen Hypertonie erfordert einen ganzheitlichen Ansatz, der sowohl die körperliche als auch die emotionale Gesundheit berücksichtigt. Durch den Einsatz von Strategien zur

Bewältigung des emotionalen Wohlbefindens und zur Bewältigung alltäglicher Herausforderungen können Patienten ihre Lebensqualität verbessern. Der Aufbau eines Unterstützungsnetzwerks, die ständige Information über Ihren Zustand und die Durchführung praktischer Anpassungen der täglichen Routinen sind Schlüsselkomponenten für eine erfolgreiche Behandlung. Mit einem proaktiven und umfassenden Ansatz können Patienten mit PH trotz der Herausforderungen, die ihre Erkrankung mit sich bringt, ein erfülltes Leben führen.

Unterstützung für Pflegekräfte

Die Pflege einer Person mit pulmonaler Hypertonie (PH) kann unglaublich lohnend sein, bringt jedoch auch eigene Herausforderungen mit sich. Für das Wohlergehen des Patienten und der Pflegekraft ist es von entscheidender Bedeutung, die Rolle der Pflegekraft zu verstehen und ein Gleichgewicht zwischen Pflege und Privatleben zu finden.

Die Rolle der Pflegekraft verstehen

1. Emotionale Unterstützung: Pflegekräfte bieten Patienten mit PH entscheidende emotionale Unterstützung. Dazu gehört, ein mitfühlender Zuhörer zu sein, Mut zu machen und dabei zu helfen, die emotionale Belastung zu lindern, die das Leben mit einer chronischen Krankheit mit sich bringt. Einfühlungsvermögen und Geduld können sich erheblich auf das geistige und emotionale Wohlbefinden des Patienten auswirken.

2. Körperliche Hilfe: Viele PH-Patienten benötigen aufgrund von Müdigkeit und anderen Symptomen Unterstützung bei alltäglichen Aktivitäten. Pflegekräfte helfen oft bei Aufgaben wie Baden, Anziehen, Kochen und Mobilität. Diese körperliche Unterstützung hilft Patienten, ihre Unabhängigkeit zu bewahren und ihre Symptome effektiver zu bewältigen.

3. Medikamentenmanagement: Die Bewältigung einer komplexen Medikamenteneinnahme ist eine der Hauptaufgaben des Pflegepersonals. Dazu gehört die Sicherstellung, dass Medikamente pünktlich eingenommen werden, der Umgang mit Nebenwirkungen und die Nachverfolgung der Verschreibungen. Möglicherweise müssen Pflegekräfte auch mit Gesundheitsdienstleistern kommunizieren, um sicherzustellen, dass der Behandlungsplan korrekt befolgt wird.

4. Überwachung der Symptome: Pflegekräfte spielen eine entscheidende Rolle bei der Überwachung der Symptome des Patienten und beim Erkennen von Anzeichen einer Verschlechterung. Das Führen eines täglichen Protokolls über Symptome, Veränderungen des körperlichen Zustands und Reaktionen auf die Behandlung kann Gesundheitsdienstleistern wertvolle Informationen liefern und eine rechtzeitige Anpassung des Behandlungsplans ermöglichen.

5. Koordinierung der Gesundheitsversorgung: Ein weiterer wichtiger Aspekt der Rolle der Pflegekraft ist die Koordination von Gesundheitsterminen und die Verwaltung der Kommunikation mit verschiedenen

Gesundheitsdienstleistern. Dazu gehört die Terminvereinbarung, die Bereitstellung von Transportmitteln und die Sicherstellung, dass alle Mitglieder des Gesundheitsteams über den Zustand des Patienten und den Behandlungsfortschritt informiert sind.

6. Interessenvertretung: Pflegekräfte fungieren oft als Fürsprecher des Patienten und stellen sicher, dass seine Bedürfnisse und Vorlieben in allen Aspekten der Pflege respektiert werden. Dazu gehört es, die Rechte des Patienten zu verstehen, sich in den Gesundheitssystemen zurechtzufinden und sich für die bestmögliche Pflege und Ressourcen einzusetzen.

Pflege und Privatleben in Einklang bringen

1. Selbstfürsorge: Sich um sich selbst zu kümmern, ist für Betreuer von entscheidender Bedeutung. Dazu gehört, sich ausreichend auszuruhen, sich ausgewogen zu ernähren, regelmäßig Sport zu treiben und sich Zeit für Entspannung und Aktivitäten zu nehmen, die Freude bereiten. Selbstfürsorge hilft, Burnout vorzubeugen und stellt sicher, dass Pflegekräfte über die körperliche und emotionale Ausdauer verfügen, eine wirksame Pflege zu leisten.

2. Grenzen setzen: Es ist wichtig, klare Grenzen zwischen Pflegepflichten und Privatleben zu ziehen. Das bedeutet, bestimmte Zeiten für persönliche Aktivitäten einzuplanen und nicht zuzulassen, dass die Pflegepflichten alle anderen Aspekte des Lebens in den Schatten stellen. Es ist wichtig, diese Grenzen dem Patienten und anderen Familienmitgliedern mitzuteilen, um gegenseitiges Verständnis und Respekt zu gewährleisten.

3. Ich suche Unterstützung: Betreuer sollten nicht zögern, Unterstützung von Freunden, Familie und Selbsthilfegruppen zu suchen. Der Erfahrungsaustausch mit anderen Betreuern kann wertvolle Erkenntnisse und emotionale Unterstützung liefern. Professionelle Beratung kann auch bei der Bewältigung der emotionalen Herausforderungen der Pflege hilfreich sein.

4. Kurzzeitpflege: Durch die Inanspruchnahme von Kurzzeitpflegediensten können Pflegekräfte vorübergehend von ihren Pflichten entlastet werden, sodass sie Zeit zum Ausruhen und Auftanken haben. Dies kann die Einstellung professioneller Betreuer, die Nutzung von Kindertagesstätten für Erwachsene oder die Inanspruchnahme der Hilfe von Freunden und Familienmitgliedern umfassen.

5. Zeitmanagement: Effektive Zeitmanagementfähigkeiten sind für die Vereinbarkeit von Pflege und Privatleben unerlässlich. Pflegekräfte können Tools wie Kalender, Aufgabenlisten und Erinnerungs-Apps verwenden, um Aufgaben zu organisieren und sicherzustellen, dass sowohl Pflegepflichten als auch persönliche Aktivitäten effizient verwaltet werden.

6. Offene Kommunikation: Eine offene und ehrliche Kommunikation mit dem Patienten und anderen Familienmitgliedern ist von entscheidender Bedeutung. Das

Besprechen der Herausforderungen und die Aufteilung der Verantwortlichkeiten bei der Pflege können dazu beitragen, die Arbeitsbelastung zu verteilen und Stress zu reduzieren. Es ist wichtig, die eigenen Bedürfnisse und Grenzen klar zum Ausdruck zu bringen, um sich nicht überfordert zu fühlen.

7. Finanzplanung: Pflege kann finanzielle Auswirkungen haben, daher ist eine vorausschauende Planung wichtig. Das Verständnis der mit der Pflege verbundenen Kosten, die Prüfung von Versicherungsoptionen und die Suche nach Finanzberatung können dabei helfen, die wirtschaftlichen Auswirkungen zu bewältigen. Betreuer haben unter Umständen auch Anspruch auf finanzielle Unterstützung oder Sozialleistungen, wodurch einige der finanziellen Belastungen gemindert werden können.

Die Rolle einer Pflegekraft für jemanden mit pulmonaler Hypertonie ist vielfältig und erfordert ein Gleichgewicht aus Mitgefühl, Organisation und Selbstfürsorge. Wenn Pflegekräfte den Umfang ihrer Verantwortung verstehen und Strategien zur Vereinbarkeit von Pflege und Privatleben umsetzen, können sie ihre Angehörigen bestmöglich unterstützen und gleichzeitig ihr eigenes Wohlbefinden wahren. Die regelmäßige Suche nach Unterstützung, das Setzen von Grenzen und die Priorisierung der Selbstfürsorge sind wesentliche Maßnahmen zur Erhaltung der Gesundheit und Leistungsfähigkeit der Pflegekraft. Durch diese Bemühungen verbessern Pflegekräfte nicht nur die Lebensqualität des Patienten, sondern sorgen auch für seine eigene Belastbarkeit und Erfüllung.

Kapitel 7: Gut leben mit pulmonaler Hypertonie

Richtlinien für Bewegung und körperliche Aktivität

Regelmäßige körperliche Aktivität ist für Patienten mit pulmonaler Hypertonie (PH) von Vorteil, da sie die Herz-Kreislauf-Fitness, die Muskelkraft und das allgemeine Wohlbefinden verbessern kann. Es ist jedoch wichtig, das Training mit Vorsicht anzugehen und spezifische Richtlinien zu befolgen, um Sicherheit und Wirksamkeit zu gewährleisten.

1. Rücksprache mit Gesundheitsdienstleistern

Vor Beginn eines Trainingsprogramms sollten Patienten mit PH ihren Arzt oder einen Lungenrehabilitationsspezialisten konsultieren. Basierend auf dem spezifischen Zustand, den Fähigkeiten und der Krankengeschichte des Patienten sollte ein individueller Trainingsplan entwickelt werden. Dieser Plan sollte die Schwere der Erkrankung, den aktuellen Fitnesszustand und etwaige Begleiterkrankungen berücksichtigen.

2. Übungsprinzipien für PH-Patienten

- **Beginnen Sie langsam:** Beginnen Sie mit Übungen geringer Intensität und steigern Sie die Dauer und Intensität schrittweise, je nach Verträglichkeit. Ziel ist es, Ausdauer aufzubauen, ohne Herz und Lunge übermäßig zu belasten.

- **Überwachen Sie die Symptome**: Achten Sie genau auf alle Symptome, die während des Trainings auftreten, wie z. B. Kurzatmigkeit, Brustschmerzen, Schwindel oder Müdigkeit. Wenn eines dieser Symptome auftritt, beenden Sie sofort das Training und suchen Sie gegebenenfalls ärztlichen Rat auf.

- **Aufwärmen und Abkühlen:** Planen Sie immer eine Aufwärmphase mit sanften Dehnübungen und Aktivitäten geringer Intensität ein, um den Körper auf das Training vorzubereiten. Ebenso hilft eine Abkühlphase dabei, die Herzfrequenz und den Blutdruck allmählich wieder auf das Ruheniveau zu bringen.

- **Tempo und Ruhe:** Planen Sie regelmäßige Ruhephasen ein, um Überanstrengung zu vermeiden. Pacing-Aktivitäten können dabei helfen, das Energieniveau zu kontrollieren und Ermüdung vorzubeugen.

- **Flüssigkeitszufuhr:** Bleiben Sie ausreichend hydriert, indem Sie vor, während und nach dem

Training viel Wasser trinken. Dehydrierung kann die Belastung des Herz-Kreislauf-Systems erhöhen.

3. Arten von Übungen

Hier sind einige Arten von Übungen, die für PH-Patienten im Allgemeinen sicher und vorteilhaft sind:

1. Aerobic-Übungen:

- **Gehen**: Gehen ist eine der sichersten und zugänglichsten Formen des Aerobic-Trainings. Beginnen Sie mit kurzen Distanzen und einem angenehmen Tempo und erhöhen Sie die Dauer und Geschwindigkeit schrittweise, wenn sich die Ausdauer verbessert.

- **Radfahren:** Stationäres Radfahren kann ein gutes Herz-Kreislauf-Training sein und ermöglicht es den Patienten gleichzeitig, die Intensität zu kontrollieren. Stellen Sie sicher, dass der Widerstand niedrig bis mäßig ist.

- **Baden**: Schwimmen und Wassergymnastik sind ausgezeichnete, schonende Übungen, die das Herz-Kreislauf-System fördern, ohne die Gelenke übermäßig zu belasten.

2. Krafttraining:

- **Widerstandsbänder**: Verwenden Sie leichte Widerstandsbänder, um Übungen durchzuführen, die die wichtigsten Muskelgruppen stärken. Konzentrieren Sie sich auf kontrollierte Bewegungen und vermeiden Sie es, während der Übungen den Atem anzuhalten.

- **Körpergewichtsübungen:** Einfache Körpergewichtsübungen wie Kniebeugen, Ausfallschritte und modifizierte Liegestütze können zur Verbesserung der Muskelkraft beitragen. Führen Sie diese Übungen langsam und mit guter Form durch, um Verletzungen zu vermeiden.

3. Flexibilität und Ausgeglichenheit:

- **Dehnung:** Sanfte Dehnübungen helfen dabei, die Flexibilität zu erhalten und Muskelsteifheit vorzubeugen. Konzentrieren Sie sich auf die Hauptmuskelgruppen und halten Sie jede Dehnung 15–30 Sekunden lang.

- **Yoga und Tai Chi:** Diese Aktivitäten fördern Flexibilität, Gleichgewicht und Entspannung. Wählen Sie Kurse oder Routinen, die speziell für Menschen mit chronischen Erkrankungen konzipiert sind.

4. Beispielübungsroutine

Hier ist eine Beispielübungsroutine für eine Woche, geeignet für Anfänger mit PH:

Montag:
- Aufwärmen: 5 Minuten sanftes Gehen
- Aerobic-Übungen: 15 Minuten Gehen in angenehmem Tempo
- Cool-Down: 5 Minuten Dehnübungen

Dienstag:
- Aufwärmen: 5 Minuten sanftes Gehen
- Krafttraining:
- 2 Sätze mit 10 Kniebeugen
- 2 Sätze mit 10 modifizierten Liegestützen
- 2 Sätze à 10 Bizepscurls mit Widerstandsbändern
- Cool-Down: 5 Minuten Dehnübungen

Mittwoch:
- Aufwärmen: 5 Minuten sanftes Gehen
- Aerobic-Übungen: 20 Minuten stationäres Radfahren in mäßigem Tempo
- Cool-Down: 5 Minuten Dehnübungen

Donnerstag:
- Aufwärmen: 5 Minuten sanftes Gehen
- Flexibilität und Gleichgewicht: 20 Minuten Yoga oder Tai Chi
- Cool-Down: 5 Minuten Dehnübungen

Freitag:
- Aufwärmen: 5 Minuten sanftes Gehen
- Krafttraining:
- 2 Sätze mit 10 Ausfallschritten
- 2 Sätze mit 10 Widerstandsbandreihen

- 2 Sätze mit 10 Beinheben
- Cool-Down: 5 Minuten Dehnübungen

Samstag:
- Aufwärmen: 5 Minuten sanftes Gehen
- Aerobic-Übungen: 15–20 Minuten Schwimmen oder Wassergymnastik
- Cool-Down: 5 Minuten Dehnübungen

Sonntag:
- Ruhetag

Bewegung ist ein wesentlicher Bestandteil für ein gutes Leben mit pulmonaler Hypertonie. Durch die Befolgung maßgeschneiderter Trainingsrichtlinien und die Integration geeigneter Aktivitäten in den Tagesablauf können Patienten ihre körperliche Gesundheit und allgemeine Lebensqualität verbessern. Es ist wichtig, eng mit Gesundheitsdienstleistern zusammenzuarbeiten, um einen sicheren und effektiven Trainingsplan zu entwickeln und die Symptome während körperlicher Aktivität sorgfältig zu überwachen. Durch konsequente und achtsame Übungspraktiken können PH-Patienten eine bessere Symptomkontrolle erreichen und ein aktiveres und erfüllteres Leben führen.

Überlegungen zu Reisen und Höhenlage

Für Patienten mit pulmonaler Hypertonie (PH) können Reisen und Aufenthalt in großen Höhen eine erhebliche Herausforderung darstellen. Um die Gesundheit zu erhalten und eine sichere und angenehme Reise zu gewährleisten, ist es wichtig zu verstehen, wie man mit diesen Aspekten umgeht. Nachfolgend finden Sie umfassende Richtlinien, die PH-Patienten dabei helfen sollen, Reise- und Höhenfragen effektiv zu bewältigen.

Reiseüberlegungen

1. Planung vor der Reise

- **Wenden Sie sich an Ihren Arzt**: Bevor Sie eine Reise planen, sollten Sie unbedingt Ihren Arzt konsultieren. Sie können Ihren aktuellen Gesundheitszustand beurteilen, Ihre Medikamente überprüfen und spezifische, auf Ihre Erkrankung zugeschnittene Empfehlungen geben. Sie können Sie auch über die erforderliche medizinische Ausrüstung oder Anpassungen Ihres Behandlungsplans für die Reise beraten.

- **Medizinische Dokumentation:** Führen Sie eine umfassende medizinische Zusammenfassung mit, einschließlich Ihrer Diagnose, aktuellen Medikamenten, Dosierung und Notfallkontaktinformationen für Ihren Arzt. Diese Dokumentation kann im Falle eines medizinischen Notfalls während Ihrer Reise von unschätzbarem Wert sein.

- **Reiseversicherung**: Stellen Sie sicher, dass Sie über eine ausreichende Reiseversicherung verfügen, die Vorerkrankungen und mögliche medizinische Notfälle abdeckt. Dies kann bei unvorhergesehenen Gesundheitsproblemen Sicherheit und finanziellen Schutz bieten.

2. **Medikamentenmanagement**
- **Medikamentenversorgung**: Packen Sie einen ausreichenden Vorrat an Medikamenten ein, einschließlich zusätzlicher Dosen für den Fall von Reiseverzögerungen oder Verlust. Bewahren Sie Medikamente in ihren Originalbehältern mit deutlich gekennzeichneten Rezepten auf.

- **Handgepäck:** Tragen Sie Ihre Medikamente immer im Handgepäck und nicht im aufgegebenen Gepäck, um Probleme zu vermeiden, wenn Ihr Gepäck verloren geht oder sich verspätet.

- **Überlegungen zur Lagerung**: Beachten Sie die Lagerungsanforderungen für Ihre Medikamente, insbesondere für solche, die gekühlt werden müssen. Tragbare Kühlboxen oder Thermotaschen können dabei helfen, die richtige Temperatur aufrechtzuerhalten.

3. **Betreuung während des Transports**
- **Kompressionsstrümpfe:** Das Tragen von Kompressionsstrümpfen bei langen Flügen oder Autofahrten kann dazu beitragen, das Risiko von Blutgerinnseln zu verringern und Schwellungen in den Beinen zu lindern.

- **Mobilitätshilfen:** Nutzen Sie bei Bedarf Mobilitätshilfen wie Rollstühle oder Roller, um sich bequem auf Flughäfen und anderen großen Veranstaltungsorten zurechtzufinden.

- **Flüssigkeitszufuhr und Ernährung**: Bleiben Sie während der Reise ausreichend hydriert und achten Sie auf eine ausgewogene Ernährung. Dehydrierung und schlechte Ernährung können die PH-Symptome verschlimmern.

- **Häufige Bewegung:** Bemühen Sie sich auf langen Flügen oder Autofahrten, sich regelmäßig zu bewegen und zu dehnen, um die Durchblutung zu fördern und Steifheit vorzubeugen.

4. Sauerstofftherapie
- **Tragbarer Sauerstoff:** Wenn Sie zusätzlichen Sauerstoff benötigen, stellen Sie sicher, dass Sie über einen von den Fluggesellschaften zugelassenen tragbaren Sauerstoffkonzentrator (POC) verfügen. Erkundigen Sie sich im Voraus bei der Fluggesellschaft, um deren Richtlinien zu bestätigen und alle notwendigen Vorkehrungen zu treffen.

- **Überlegungen zur Höhe:** Einige Patienten benötigen möglicherweise zusätzlichen Sauerstoff, wenn sie in größere Höhen reisen. Besprechen Sie dies mit Ihrem Arzt und stellen Sie sicher, dass Sie Zugang zur notwendigen Ausrüstung haben.

Überlegungen zur Höhe

1. **Höheneffekte verstehen**
   - Große Höhen können aufgrund niedrigerer Sauerstoffwerte und Änderungen des Luftdrucks erhebliche Auswirkungen auf Patienten mit PH haben. Zu diesen Auswirkungen gehören erhöhte Kurzatmigkeit, Müdigkeit und eine mögliche Verschlimmerung der Symptome. Es ist wichtig zu verstehen, wie man mit diesen Herausforderungen umgeht.

2. **Allmähliche Akklimatisierung**
   - **Allmählicher Aufstieg**: Planen Sie bei Reisen in große Höhen einen allmählichen Aufstieg ein, damit sich Ihr Körper akklimatisieren kann. Vermeiden Sie nach Möglichkeit schnelle Aufstiege, z. B. Direktflüge zu hochgelegenen Zielen.

   - **Ruhezeiten**: Planen Sie beim Aufstieg und bei der Ankunft regelmäßige Ruhezeiten ein, um Ihrem Körper zu helfen, sich an den niedrigeren Sauerstoffgehalt zu gewöhnen.

3. **Sauerstoffergänzung**
   - **Zusätzlicher Sauerstoff:** Patienten mit PH benötigen in größeren Höhen möglicherweise zusätzlichen Sauerstoff. Besprechen Sie Ihre Bedürfnisse mit Ihrem Arzt und stellen Sie sicher, dass Sie Zugang zur notwendigen Ausrüstung haben.

- **Überwachung des Sauerstoffgehalts**: Verwenden Sie ein tragbares Pulsoximeter, um Ihre Sauerstoffsättigung regelmäßig zu überwachen. Dies kann Ihnen dabei helfen, festzustellen, ob Sie Ihre Sauerstofftherapie anpassen müssen.

4. **Aktivitätsänderung**
   - **Begrenzen Sie anstrengende Aktivitäten**: Beschränken Sie in großen Höhen anstrengende Aktivitäten, die Ihre Symptome verschlimmern könnten. Konzentrieren Sie sich auf leichte bis mittelschwere Aktivitäten und hören Sie auf die Signale Ihres Körpers.

   - **Bleiben Sie hydriert**: In großen Höhen ist eine ausreichende Flüssigkeitszufuhr von entscheidender Bedeutung. Trinken Sie viel Wasser, um den Flüssigkeitshaushalt aufrechtzuerhalten und die allgemeine Gesundheit zu unterstützen.

5. **Notfallvorsorge**
   - Notfallplan: Halten Sie einen Notfallplan bereit, der den Zugang zu örtlichen medizinischen Einrichtungen und Notfallkontaktnummern umfasst. Stellen Sie sicher, dass Ihre Reisebegleiter über Ihren Zustand informiert sind und wissen, wie sie im Notfall helfen können.

   - **Aufklärung über Höhenkrankheit**: Achten Sie auf die Anzeichen und Symptome der Höhenkrankheit wie Kopfschmerzen, Übelkeit, Schwindel und Kurzatmigkeit. Wenn diese Symptome bei Ihnen auftreten, steigen Sie in eine geringere Höhe ab und suchen Sie gegebenenfalls einen Arzt auf.

Reisen und Höhenexposition erfordern bei Patienten mit pulmonaler Hypertonie eine sorgfältige Planung und Überlegung. Durch die Rücksprache mit Gesundheitsdienstleistern, die effektive Verwaltung von Medikamenten und das Treffen geeigneter Vorsichtsmaßnahmen können Patienten Risiken minimieren und sichere und erfüllende Reiseerlebnisse genießen. Um die Gesundheit zu erhalten und Exazerbationen vorzubeugen, ist es auch wichtig zu verstehen, wie man mit höhenbedingten Herausforderungen umgeht. Mit sorgfältiger Vorbereitung und den richtigen Strategien können Patienten mit PH die Komplexität des Reisens und großer Höhen bewältigen und gleichzeitig ihr Wohlbefinden bewahren.

Ernährungs- und Diättipps

Die Ernährung spielt eine wichtige Rolle bei der Behandlung der pulmonalen Hypertonie (PH). Eine ausgewogene Ernährung kann helfen, die Symptome zu kontrollieren, das Energieniveau zu verbessern und das allgemeine Wohlbefinden zu steigern. Hier besprechen wir Lebensmittel, die aufgenommen und vermieden werden sollten, und stellen Beispiel-Mahlzeitenpläne zur Verfügung, um Patienten bei der Auswahl einer gesünderen Ernährung zu unterstützen.

Zu berücksichtigende Lebensmittel

1. Frisches Obst und Gemüse: Obst und Gemüse sind reich an Vitaminen, Mineralien, Antioxidantien und Ballaststoffen, die für die Erhaltung der allgemeinen Gesundheit unerlässlich sind. Versuchen Sie, eine Vielzahl von Farben in Ihre Ernährung aufzunehmen, um eine breite Nährstoffversorgung sicherzustellen. Beispiele hierfür sind:

- Beeren: Erdbeeren, Blaubeeren, Himbeeren
- Blattgemüse: Spinat, Grünkohl, Mangold
- Kreuzblütler: Brokkoli, Blumenkohl, Rosenkohl
- Zitrusfrüchte: Orangen, Grapefruits, Zitronen
- Anderes Gemüse: Karotten, Paprika, Tomaten

2. Vollkorn: Vollkornprodukte sind eine ausgezeichnete Quelle für komplexe Kohlenhydrate, Ballaststoffe und essentielle Nährstoffe. Sie tragen dazu bei, ein stabiles Energieniveau aufrechtzuerhalten und die Verdauungsgesundheit zu unterstützen. Beispiele hierfür sind:

- Vollkorn: Brot, Nudeln und Müsli
- Hafer: Haferflocken, Haferflocken, Haferflocken
- Quinoa: Ein proteinreiches, glutenfreies Getreide
- Brauner Reis: Eine nahrhafte Alternative zu weißem Reis
- Gerste und Bulgur: Ideal für Suppen und Salate

3. Magere Proteine: Proteine sind entscheidend für den Muskelerhalt und die allgemeine Gesundheit. Wählen Sie magere Proteinquellen, um die Aufnahme ungesunder Fette zu minimieren. Beispiele hierfür sind:

- Fisch: Lachs, Makrele, Sardinen (reich an Omega-3-Fettsäuren)
- Geflügel: Hähnchen und Truthahn ohne Haut
- Hülsenfrüchte: Bohnen, Linsen, Kichererbsen
- Fettarme Milchprodukte: Milch, Joghurt, Käse
- Pflanzliche Proteine: Tofu, Tempeh und Edamame

4. Gesunde Fette: Integrieren Sie gesunde Fettquellen wie einfach und mehrfach ungesättigte Fette in Ihre Ernährung. Diese Fette können helfen, Entzündungen zu reduzieren und die Herzgesundheit zu unterstützen. Beispiele hierfür sind:

- Nüsse und Samen: Mandeln, Walnüsse, Chiasamen, Leinsamen
- Avocados: Eine reichhaltige Quelle für gesunde Fette und Ballaststoffe
- Olivenöl: Verwenden Sie zum Kochen und Dressing natives Olivenöl extra
- Fetter Fisch: Wie bereits erwähnt, reich an Omega-3-Fettsäuren

Zu vermeidende Lebensmittel

1. Lebensmittel mit hohem Natriumgehalt: Überschüssiges Natrium kann zu Flüssigkeitsansammlungen und erhöhtem Blutdruck führen und die PH-Symptome verschlimmern. Begrenzen Sie die Aufnahme von:

- Verarbeitete Lebensmittel: Verpackte Snacks, Dosensuppen, Wurstwaren
- Fast Food: Burger, Pommes, Pizza
- Salzige Snacks: Chips, Brezeln, Popcorn
- Gewürze: Sojasauce, Ketchup, Salatdressings

2. Zuckerhaltige Lebensmittel und Getränke: Eine hohe Zuckeraufnahme kann zu einer Gewichtszunahme führen und das Risiko für Diabetes und Herzerkrankungen erhöhen. Vermeiden:

- Zuckerhaltige Getränke: Limonaden, Fruchtsäfte, Energy-Drinks
- Süßigkeiten und Desserts: Kuchen, Kekse, Gebäck, Süßigkeiten
- Cerealien mit hohem Zuckergehalt: Viele Frühstückscerealien und Müsliriegel

3. Transfette und gesättigte Fette: Diese Fette können den Cholesterinspiegel und das Risiko von Herzerkrankungen erhöhen. Begrenzen Sie die Aufnahme von:

- Frittierte Speisen: Pommes Frites, gebratenes Hähnchen, Donuts
- Backwaren: Kekse, Kuchen, Gebäck aus gehärteten Ölen
- Rotes Fleisch: Begrenzen Sie den Verzehr von Rind-, Schweine- und Lammfleisch sowie verarbeitetem Fleisch wie Würstchen und Speck
- Vollfette Milchprodukte: Vollmilch, Sahne, Butter und fettreicher Käse

Beispiel-Speisepläne

Hier sind Beispiel-Essenspläne für einen Tag, die PH-Patienten dabei helfen sollen, nahrhafte Entscheidungen zu treffen:

Beispiel-Speiseplan 1:

Frühstück:
- Haferflocken, garniert mit frischen Beeren, einer Handvoll Nüssen und einem Schuss Honig
- Ein Glas fettarme Milch oder eine Portion Joghurt

Vormittagssnack:
- Ein kleiner Apfel oder eine Handvoll Babykarotten

Mittagessen:
- Gegrillter Hühnersalat mit gemischtem Gemüse, Kirschtomaten, Gurken und einer Vinaigrette aus Olivenöl und Zitronensaft
- Eine Scheibe Vollkornbrot

Nachmittagssnack:
- Eine kleine Schüssel Hummus mit geschnittenen Paprikaschoten oder Vollkorncrackern

Abendessen:
- Gebackener Lachs mit einer Beilage Quinoa und gedünstetem Brokkoli

- Ein gemischter grüner Salat mit verschiedenen bunten Gemüsesorten

Abendsnack:
- Eine kleine Portion griechischer Joghurt mit einer Prise Chiasamen

Beispiel-Speiseplan 2:

Frühstück:
- Ein Smoothie aus Spinat, Banane, Beeren, Mandelmilch und einer Kugel Proteinpulver
- Eine Scheibe Vollkorntoast mit Avocadoaufstrich

Vormittagssnack:
- Eine Handvoll ungesalzene Mandeln oder Walnüsse

Mittagessen:
- Linsensuppe mit gewürfeltem Gemüse (Karotten, Sellerie, Zwiebeln) und einer Beilage Vollkorncracker
- Ein kleiner Beilagensalat mit leichtem Dressing

Nachmittagssnack:
- Gurkenscheiben und Kirschtomaten mit einer kleinen Portion Hüttenkäse

Abendessen:
- Gebratener Tofu mit gemischtem Gemüse (Paprika, Erbsen, Karotten), serviert auf braunem Reis
- Eine Beilage aus gedünsteten grünen Bohnen

Abendsnack:
- Ein paar Scheiben frisches Obst, zum Beispiel Orange oder Birne

Eine ausgewogene Ernährung spielt eine entscheidende Rolle bei der Behandlung von pulmonaler Hypertonie. Durch die Aufnahme nährstoffreicher Lebensmittel und die Vermeidung von Lebensmitteln, die die Symptome verschlimmern können, können Patienten ihre allgemeine Gesundheit und Lebensqualität verbessern. Beispielspeisepläne bieten einen praktischen Leitfaden für eine gesunde Ernährung. Wenden Sie sich immer an einen Arzt oder einen registrierten Ernährungsberater, um eine individuelle Ernährungsberatung zu erhalten, die auf Ihre spezifischen Bedürfnisse und Ihren Zustand zugeschnitten ist. Durch achtsames Essen und die richtige Ernährung können PH-Patienten ihren Behandlungsplan unterstützen und ihr Wohlbefinden steigern.

7-Tage-Speiseplan

Tag 1

Frühstück:
- Haferflocken mit frischen Beeren, einer Handvoll Nüssen und einem Schuss Honig
- Ein Glas fettarme Milch oder eine Portion Joghurt

Vormittagssnack:
- Ein kleiner Apfel oder eine Handvoll Babykarotten

Mittagessen:
- Gegrillter Hühnersalat mit gemischtem Gemüse, Kirschtomaten, Gurken und einer Vinaigrette aus Olivenöl und Zitronensaft
- Eine Scheibe Vollkornbrot

Nachmittagssnack:
- Eine kleine Schüssel Hummus mit geschnittenen Paprikaschoten oder Vollkorncrackern

Abendessen:
- Gebackener Lachs mit einer Beilage Quinoa und gedünstetem Brokkoli
- Ein gemischter grüner Salat mit verschiedenen bunten Gemüsesorten

Abendsnack:
- Eine kleine Portion griechischer Joghurt mit einer Prise Chiasamen

Tag 2

Frühstück:
- Ein Smoothie aus Spinat, Banane, Beeren, Mandelmilch und einer Kugel Proteinpulver
- Eine Scheibe Vollkorntoast mit Avocadoaufstrich

Vormittagssnack:
- Eine Handvoll ungesalzene Mandeln oder Walnüsse

Mittagessen:
- Linsensuppe mit gewürfeltem Gemüse (Karotten, Sellerie, Zwiebeln) und einer Beilage Vollkorncracker
- Ein kleiner Beilagensalat mit leichtem Dressing

Nachmittagssnack:
- Gurkenscheiben und Kirschtomaten mit einer kleinen Portion Hüttenkäse

Abendessen:
- Gebratener Tofu mit gemischtem Gemüse (Paprika, Erbsen, Karotten), serviert auf braunem Reis
- Eine Beilage aus gedünsteten grünen Bohnen

Abendsnack:
- Ein paar Scheiben frisches Obst, zum Beispiel Orange oder Birne

Tag 3

Frühstück:
- Griechisches Joghurtparfait mit Müsli, frischen Beeren und einem Schuss Honig
- Eine Tasse grüner Tee

Vormittagssnack:
- Eine kleine Banane

Mittagessen:
- Truthahn-Avocado-Wrap mit Vollkorn-Tortilla, Salat und Tomaten
- Eine kleine Beilage Babykarotten und Hummus

Nachmittagssnack:
- Eine Handvoll gemischte Nüsse (ungesalzen)

Abendessen:
- Gegrillte Garnelen mit Vollkornnudeln, Kirschtomaten, Spinat und einer leichten Knoblauch-Olivenölsauce
- Eine Seite gedünsteter Spargel

Abendsnack:
- Eine kleine Portion Beeren

Tag 4

Frühstück:
- Vollkornmüsli mit fettarmer Milch und Bananenscheiben
- Eine Tasse Kräutertee

Vormittagssnack:
- Geschnittene Paprika mit einer kleinen Portion Guacamole

Mittagessen:
- Quinoa-Salat mit schwarzen Bohnen, Mais, Tomaten, Avocado und Limetten-Dressing
- Eine kleine Seite mit gemischtem Grün

Nachmittagssnack:
- Eine Handvoll Trockenfrüchte (ohne Zuckerzusatz)

Abendessen:
- Gebackene Hähnchenbrust mit Süßkartoffelpüree und gedünsteten grünen Bohnen
- Als Beilage gemischter grüner Salat

Abendsnack:
- Eine kleine Portion Hüttenkäse mit Ananasstücken

Tag 5

Frühstück:
- Smoothie-Bowl mit gemischtem Spinat, Beeren, Banane, Mandelmilch und garniert mit Müsli und Chiasamen
- Eine Tasse grüner Tee

Vormittagssnack:
- Eine kleine Birne

Mittagessen:
- Kichererbsen-Gemüse-Pfanne mit braunem Reis
- Eine Beilage gedünsteter Brokkoli

Nachmittagssnack:
- Eine kleine Handvoll Kürbiskerne

Abendessen:
- Gebackener Kabeljau mit geröstetem Rosenkohl und Quinoa
- Eine Beilage aus gemischtem Grün mit leichter Vinaigrette

Abendsnack:
- Eine kleine Portion griechischer Joghurt mit Honig und Walnüssen

Tag 6

Frühstück:
- Rührei mit Spinat und Tomaten, serviert mit einer Scheibe Vollkorntoast
- Eine Tasse Kräutertee

Vormittagssnack:
- Eine Handvoll Babykarotten und Hummus

Mittagessen:
- Thunfischsalat mit heller Mayonnaise, Sellerie und roten Zwiebeln, serviert auf einem Bett aus gemischtem Gemüse
- Eine Beilage zu Vollkorncrackern

Nachmittagssnack:
- Ein kleiner Apfel

Abendessen:
- Gegrillte Hähnchen- und Gemüsespieße (Paprika, Zwiebeln, Zucchini) mit Couscous als Beilage
- Ein kleiner Beilagensalat mit leichtem Dressing

Abendsnack:
- Eine kleine Portion frisches Obst, zum Beispiel Melonenscheiben

Tag 7

Frühstück:
- Overnight Oats aus Mandelmilch, Chiasamen und garniert mit frischen Beeren
- Eine Tasse grüner Tee

Vormittagssnack:
- Eine kleine Portion gemischte Nüsse (ungesalzen)

Mittagessen:
- Gemüse-Wrap mit Vollkorn-Tortilla, Hummus, Spinat, Gurken und Paprika
- Eine kleine Beilage Babykarotten

Nachmittagssnack:
- Eine kleine Handvoll getrocknete Aprikosen (ohne Zuckerzusatz)

Abendessen:
- Gegrillter Lachs mit einer Beilage aus braunem Reis und gedünstetem Spargel
- Ein kleiner gemischter grüner Salat mit Olivenöl-Essig-Dressing

Abendsnack:
- Eine kleine Portion griechischer Joghurt mit einer Prise Leinsamen

Schwangerschaft und pulmonale Hypertonie: Was Patienten wissen sollten

Eine Schwangerschaft bei Frauen mit pulmonaler Hypertonie (PH) ist eine Hochrisikoerkrankung, die sorgfältige Planung, Überwachung und Behandlung erfordert. Um die Sicherheit von Mutter und Kind zu gewährleisten, ist es wichtig, die möglichen Komplikationen und die notwendigen Vorsichtsmaßnahmen zu verstehen.

Die Risiken verstehen
Eine Schwangerschaft kann das Herz-Kreislauf-System erheblich belasten, und für Frauen mit PH kann diese Belastung lebensbedrohlich sein. Die physiologischen Veränderungen während der Schwangerschaft, wie beispielsweise ein erhöhtes Blutvolumen und ein erhöhtes Herzzeitvolumen, können die PH-Symptome verschlimmern und zu Komplikationen wie Herzversagen, Herzrhythmusstörungen und sogar Müttersterblichkeit führen. Das Risiko der Müttersterblichkeit bei pulmonaler arterieller Hypertonie (PAH) liegt zwischen 9 % und 25 %, wobei das höchste Risiko peri- und postpartal auftritt.

Beratung vor der Schwangerschaft
Bevor eine Schwangerschaft in Betracht gezogen wird, ist es für Frauen mit PH unerlässlich, sich einer umfassenden Beratung vor der Schwangerschaft zu unterziehen. Dazu gehört ein ausführliches Gespräch mit einem auf PH spezialisierten Gesundheitsdienstleister, um den Schweregrad der Erkrankung und die damit verbundenen potenziellen

Risiken einzuschätzen. Frauen sollten über die hohen mütterlichen und fetalen Morbiditäts- und Mortalitätsraten im Zusammenhang mit einer Schwangerschaft bei PH informiert werden.

Multidisziplinärer Ansatz
Die Behandlung einer Schwangerschaft bei PH erfordert einen multidisziplinären Ansatz, an dem ein Team von Spezialisten beteiligt ist, darunter Kardiologen, Geburtshelfer, Intensivmediziner, Anästhesisten und Neonatologen. Eine frühzeitige Überweisung an spezialisierte Zentren mit Fachkenntnissen in PH ist für die Optimierung der Ergebnisse von entscheidender Bedeutung. Diese Zentren können personalisierte Therapien und eine kontinuierliche Überwachung während der gesamten Schwangerschaft und der Zeit nach der Geburt anbieten.

Medikamentenmanagement
Für Frauen mit PH, die bereits Medikamente einnehmen, ist es wichtig, ihren Behandlungsplan vor und während der Schwangerschaft zu überprüfen und möglicherweise anzupassen. Einige Medikamente müssen möglicherweise weiter eingenommen werden, während andere möglicherweise kontraindiziert sind. Bei schwangeren Frauen mit PAH wird häufig eine Kombinationstherapie mit parenteralem Prostazyklin und Phosphodiesterase-Typ-V-Hemmern empfohlen.

Überwachung und Überwachung
Während der Schwangerschaft sind regelmäßige Kontrollen und Überwachung unerlässlich. Dazu gehören häufige Echokardiogramme, Rechtsherzkatheteruntersuchungen und Blutuntersuchungen zur Beurteilung des Herz-Kreislauf-Status der Mutter sowie des Wachstums und der Entwicklung des Babys. Durch eine engmaschige Überwachung können Anzeichen einer PH-Verschlechterung oder Komplikationen frühzeitig erkannt werden, sodass rechtzeitig eingegriffen werden kann.

Lieferplanung
Der Zeitpunkt und die Art der Lieferung sollten sorgfältig geplant werden, um Risiken zu minimieren. Im Allgemeinen wird eine induzierte vaginale Entbindung bevorzugt, außer in Fällen schwerer Herzinsuffizienz oder geburtshilflicher Indikation für einen Kaiserschnitt. Die Entbindung sollte in einem spezialisierten Zentrum geplant werden, das über die notwendigen Ressourcen zur Bewältigung von Risikoschwangerschaften verfügt.

Nachsorge
Die Zeit nach der Geburt ist für Frauen mit PH eine kritische Zeit, da das Risiko von Komplikationen weiterhin hoch ist. Kontinuierliche Überwachung und Unterstützung sind notwendig, um die Genesung der Mutter sicherzustellen und eventuell auftretende Komplikationen zu beheben. Das Stillen sollte mit dem Arzt besprochen werden, da einige Medikamente möglicherweise nicht mit dem Stillen vereinbar sind.

Eine Schwangerschaft bei Frauen mit pulmonaler Hypertonie ist eine komplexe und risikoreiche Erkrankung, die eine umfassende Planung, multidisziplinäre Betreuung und engmaschige Überwachung erfordert. Wenn Frauen mit PH die Risiken verstehen, eine spezialisierte Behandlung in Anspruch nehmen und sich an einen gut koordinierten Behandlungsplan halten, können sie die Schwangerschaft mit den bestmöglichen Ergebnissen für sich selbst und ihre Babys meistern. Für Patientinnen ist es wichtig, eng mit ihren Gesundheitsdienstleistern zusammenzuarbeiten, um fundierte Entscheidungen zu treffen und eine sichere und gesunde Schwangerschaft zu gewährleisten.

Kapitel 8: Navigieren im Gesundheitssystem

Für Patienten mit pulmonaler Hypertonie (PH) kann es eine Herausforderung sein, sich im Gesundheitssystem zurechtzufinden. Für eine effektive Verwaltung und Behandlung von PH ist es von entscheidender Bedeutung, zu verstehen, wie man die richtigen Spezialisten findet, Zugang zu Finanz- und Versicherungsressourcen erhält und an klinischen Studien teilnimmt.

Suche nach Spezialisten und multidisziplinären Pflegeteams

1. Bedeutung der spezialisierten Pflege
Pulmonale Hypertonie ist eine komplexe Erkrankung, die eine spezielle Behandlung erfordert. Patienten sollten sich von Gesundheitsdienstleistern behandeln lassen, die über Fachkenntnisse in PH verfügen, um eine genaue Diagnose, eine effektive Behandlung und Zugang zu den neuesten Behandlungsoptionen sicherzustellen. Eine spezialisierte Pflege kann die Ergebnisse und die Lebensqualität erheblich verbessern.

2. Identifizierung von Spezialisten

Pulmonologen und Kardiologen: Diese Spezialisten sind oft die Hauptversorger, die an der Betreuung von PH-Patienten beteiligt sind. Pulmonologen konzentrieren sich auf die Lungengesundheit, während Kardiologen auf die Herzgesundheit spezialisiert sind. Beides ist für die PH-Bewältigung unerlässlich.

- **PH-Zentren**: Suchen Sie nach spezialisierten PH-Zentren oder Kliniken, die eine umfassende Betreuung anbieten. Diese Zentren sind häufig mit großen Krankenhäusern oder akademischen Einrichtungen verbunden und bieten Zugang zu einem Expertenteam, darunter Lungenärzte, Kardiologen und andere medizinische Fachkräfte mit Erfahrung in der Behandlung von PH.

- **Empfehlungen und Empfehlungen:** Bitten Sie Ihren Hausarzt um eine Überweisung an PH-Spezialisten. Sie können auch Empfehlungen von Patientenselbsthilfegruppen, Online-Foren und Gesundheitsnetzwerken einholen.

3. Multidisziplinäre Pflegeteams

Eine wirksame Behandlung von PH erfordert oft einen multidisziplinären Ansatz. Ein multidisziplinäres Pflegeteam kann Folgendes umfassen:

- **Pulmonologen und Kardiologen**: Kernmitglieder, die PH diagnostizieren und verwalten.

- **Krankenschwestern und Krankenpfleger:** Bieten Sie Patientenaufklärung, Symptommanagement und fortlaufende Unterstützung.

- **Apotheker**: Unterstützung bei der Medikamentenverwaltung und Aufklärung.

- **Physiotherapeuten:** Entwickeln Sie auf PH-Patienten zugeschnittene Trainings- und Rehabilitationsprogramme.

- **Ernährungsberater:** Bieten Sie Ernährungsberatung an, um die allgemeine Gesundheit zu unterstützen und Symptome zu lindern.

- **Fachkräfte für psychische Gesundheit:** Bieten Sie emotionale und psychologische Unterstützung, um Patienten bei der Bewältigung der Herausforderungen des Lebens mit PH zu helfen.

- **Sozialarbeiter:** Helfen Sie bei der Navigation im Gesundheitssystem, beim Zugriff auf Community-Ressourcen und bei der Bereitstellung von Unterstützung bei Finanz- und Versicherungsfragen.

Finanz- und Versicherungsressourcen

1. Versicherungsschutz verstehen
Das Navigieren zum Versicherungsschutz kann komplex sein, aber das Verständnis Ihrer Leistungen ist entscheidend für den Zugang zu notwendigen Behandlungen und die Minimierung der Eigenkosten. Hier einige Tipps:

- **Überprüfen Sie Ihre Richtlinie:** Lesen Sie Ihre Versicherungspolice sorgfältig durch, um zu verstehen, was abgedeckt ist, einschließlich Medikamente, Facharztbesuche, Diagnosetests und Krankenhausaufenthalte. Achten Sie auf Deckungsbeschränkungen, Zuzahlungen und Selbstbehalte.

- **Vorautorisierung:** Für einige Behandlungen und Tests ist möglicherweise eine Vorabgenehmigung durch Ihre Versicherungsgesellschaft erforderlich. Stellen Sie sicher, dass Ihr Gesundheitsdienstleister die erforderlichen Unterlagen vorlegt, um Verzögerungen bei der Pflege zu vermeiden.

- **Anbieter im Netzwerk:** Wählen Sie netzinterne Anbieter und Einrichtungen, um Ihre Versicherungsleistungen zu maximieren und die Selbstbeteiligungskosten zu minimieren. Wenn Sie einen Spezialisten außerhalb des Netzwerks aufsuchen müssen, prüfen Sie, ob Ihre Versicherung einen Versicherungsschutz für die Pflege außerhalb des Netzwerks bietet.

2. Finanzielle Hilfsprogramme
Viele Patienten mit PH sind aufgrund der Kosten für Behandlungen, Medikamente und medizinische Versorgung mit erheblichen finanziellen Belastungen konfrontiert. Mehrere Ressourcen können helfen, diese finanziellen Herausforderungen zu lindern:

- **Pharmazeutische Hilfsprogramme**: Viele Pharmaunternehmen bieten Patientenhilfsprogramme an, die berechtigten Patienten Medikamente zu reduzierten Kosten oder kostenlos zur Verfügung stellen. Erkundigen Sie sich bei den Herstellern Ihrer verschriebenen Medikamente nach verfügbaren Programmen.

- **Gemeinnützige Organisationen**: Organisationen wie die Pulmonary Hypertension Association (PHA) bieten finanzielle Unterstützung, Zuschüsse und Ressourcen an, um Patienten bei der Bewältigung der mit PH verbundenen Kosten zu helfen.

- **Regierungsprogramme:** Entdecken Sie staatliche Programme wie Medicaid, Medicare und Social Security Disability Insurance (SSDI), die berechtigten Patienten finanzielle Unterstützung bieten können.

- **Finanzielle Unterstützung des Krankenhauses**: Viele Krankenhäuser bieten finanzielle

Hilfsprogramme oder Wohltätigkeitsleistungen für Patienten an, die sich ihre Arztrechnungen nicht leisten können. Erkundigen Sie sich bei der Abrechnungsabteilung Ihres Krankenhauses nach den verfügbaren Optionen.

Teilnahme an klinischen Studien

1. Bedeutung klinischer Studien
Klinische Studien spielen eine entscheidende Rolle bei der Weiterentwicklung des Verständnisses und der Behandlung von pulmonaler Hypertonie. Durch die Teilnahme an klinischen Studien können Patienten Zugang zu neuen und potenziell vorteilhaften Behandlungen erhalten, die noch nicht allgemein verfügbar sind. Darüber hinaus trägt die Teilnahme zur medizinischen Forschung bei und hilft, die zukünftige Versorgung von PH-Patienten zu verbessern.

2. Klinische Studien finden
- **ClinicalTrials.gov:** Eine umfassende Datenbank mit weltweit durchgeführten klinischen Studien. Patienten können anhand ihres Zustands, ihres Standorts und anderer Kriterien nach Studien suchen.

- **PH-Zentren und Spezialisten:** Spezialisierte PH-Zentren und Gesundheitsdienstleister verfügen häufig über Informationen zu laufenden klinischen Studien. Sie können dabei helfen, festzustellen, ob Sie geeignet sind, und Sie auf geeignete Studien verweisen.

- **Patienteninteressengruppen**: Organisationen wie die Pulmonary Hypertension Association stellen häufig Informationen zu klinischen Studien bereit und können Patienten bei der Suche nach relevanten Studien unterstützen.

3. Überlegungen zur Teilnahme

- **Einverständniserklärung**: Vor der Anmeldung zu einer klinischen Studie durchlaufen Patienten einen Prozess der Einwilligung nach Aufklärung. Dazu gehört die Einholung detaillierter Informationen über die Studie, ihren Zweck, potenzielle Risiken, Vorteile und die Rechte des Patienten. Es ist wichtig, diese Informationen vollständig zu verstehen, bevor Sie einer Teilnahme zustimmen.

- **Zulassungskriterien**: Für jede klinische Studie gelten bestimmte Zulassungskriterien, die die Teilnehmer erfüllen müssen. Diese Kriterien gewährleisten die Sicherheit der Teilnehmer und die Integrität der Studienergebnisse. Besprechen Sie mit Ihrem Arzt, ob Sie die Kriterien für eine bestimmte Studie erfüllen.

- **Risiken und Vorteile**: Berücksichtigen Sie die potenziellen Risiken und Vorteile der Teilnahme an einer klinischen Studie. Zwar gibt es möglicherweise Möglichkeiten für den Zugang zu neuen Behandlungsmethoden, es können jedoch auch unbekannte Risiken bestehen. Es ist wichtig, diese

Faktoren sorgfältig abzuwägen und sie mit Ihrem Arzt zu besprechen.

Um sich im Gesundheitssystem für pulmonale Hypertonie zurechtzufinden, müssen Sie die richtigen Spezialisten finden, auf Finanz- und Versicherungsressourcen zugreifen und Möglichkeiten zur Teilnahme an klinischen Studien prüfen. Durch das Verständnis dieser Aspekte und die Suche nach Unterstützung von Gesundheitsdienstleistern, Patientenvertretungen und spezialisierten Zentren können Patienten mit PH ihre Erkrankung effektiv bewältigen und ihre Lebensqualität verbessern. Ein gut koordinierter Ansatz stellt sicher, dass Patienten eine umfassende Versorgung erhalten und in die Lage versetzt werden, fundierte Entscheidungen über ihre Gesundheit und Behandlungsmöglichkeiten zu treffen.

Kapitel 9: Support und Ressourcen

Das Leben mit pulmonaler Hypertonie (PH) kann eine Herausforderung sein, aber ein starkes Unterstützungsnetzwerk und Zugang zu wertvollen Ressourcen können einen erheblichen Unterschied machen. In diesem Kapitel wird untersucht, wie wichtig es ist, ein Unterstützungsnetzwerk aufzubauen, mit Patientengemeinschaften und Betreuergruppen zusammenzuarbeiten, mit Interessenvertretungen in Kontakt zu treten, Lehrmaterialien und -tools zu nutzen und sich von Geschichten aus dem wirklichen Leben von PH-Patienten und Betreuern inspirieren zu lassen.

Aufbau eines Support-Netzwerks

Ein robustes Support-Netzwerk ist für die effektive Verwaltung von PH von entscheidender Bedeutung. Zu diesem Netzwerk können Familienmitglieder, Freunde, Gesundheitsdienstleister und andere Personen gehören, die Ihre Reise verstehen und unterstützen. So bauen Sie ein starkes Support-Netzwerk auf:

1. Familie und Freunde
- Ihre unmittelbare Familie und enge Freunde sind oft die erste Anlaufstelle für Unterstützung. Sie können emotionale Ermutigung bieten, Sie bei alltäglichen Aktivitäten unterstützen und Sie zu Arztterminen begleiten. Eine offene Kommunikation mit ihnen über Ihren Zustand und Ihre Bedürfnisse kann ihnen helfen, zu verstehen, wie sie Sie am besten unterstützen können.

2. Gesundheitsdienstleister
- Der Aufbau enger Beziehungen zu Ihren Gesundheitsdienstleistern ist von entscheidender Bedeutung. Sie können medizinische Beratung anbieten, Fragen beantworten und beruhigend wirken. Regelmäßige Check-ins und ehrliche Gespräche über Ihre Symptome und Anliegen stellen sicher, dass Sie die bestmögliche Versorgung erhalten.

3. Selbsthilfegruppen
- Durch den Beitritt zu Selbsthilfegruppen, entweder persönlich oder online, können Sie mit anderen in Kontakt treten, die ähnliche Herausforderungen haben. Der Austausch von Erfahrungen, Tipps und emotionaler Unterstützung kann unglaublich nützlich sein. Diese Gruppen vermitteln ein Gemeinschafts- und Zugehörigkeitsgefühl und verringern das Gefühl der Isolation.

Patientengemeinschaften und Pflegegruppen

1. Patientengemeinschaften

Patientengemeinschaften sind Gruppen von Personen, die mit PH leben und zusammenkommen, um Erfahrungen auszutauschen, Unterstützung zu leisten und Informationen auszutauschen. Diese Communities können online oder über lokale Organisationen gefunden werden. Zu den Vorteilen gehören:

- **Geteilte Erfahrungen:** Von anderen zu hören, die Ihre Reise verstehen, kann beruhigend und bestätigend sein.

- **Praktische Ratschläge**: Erfahren Sie praktische Tipps zum Umgang mit Symptomen, zur Navigation im Gesundheitssystem und zur Verbesserung der Lebensqualität.

- **Emotionale Unterstützung:** Erhalten und bieten Sie emotionale Unterstützung an, um Gefühle der Einsamkeit und Angst zu reduzieren.

2. Betreuergruppen

Pflegegruppen widmen sich der Unterstützung derjenigen, die sich um PH-Patienten kümmern. Die Arbeit als Pflegekraft kann anspruchsvoll sein, und der Kontakt zu anderen in ähnlichen Rollen kann die dringend benötigte Entlastung und Anleitung bieten. Zu den Vorteilen gehören:

- **Ressourcenfreigabe**: Greifen Sie auf Ressourcen und Informationen zu, die sich speziell auf die Pflege beziehen.

- **Stressmanagement**: Lernen Sie Strategien zum Umgang mit Stress bei Pflegekräften und zur Vorbeugung von Burnout.

- **Gemeinschaft**: Bauen Sie ein Netzwerk von Betreuern auf, die die besonderen Herausforderungen bei der Unterstützung von Menschen mit PH verstehen.

Interessenvertretungsorganisationen

Interessenvertretungen spielen eine entscheidende Rolle bei der Sensibilisierung, der Finanzierung von Forschung und der Bereitstellung von Ressourcen für PH-Patienten und Pflegekräfte. Diese Organisationen bieten eine Fülle von Informations- und Unterstützungsdiensten an. Zu den wichtigsten Organisationen gehören:

1. Pulmonary Hypertension Association (PHA)
Die PHA ist eine führende Organisation, die sich der Verbesserung des Lebens der von PH Betroffenen widmet. Sie stellen Bildungsressourcen, Programme zur Patienten- und Pflegeunterstützung, Interessenvertretung und Finanzierungsforschung bereit. Die PHA veranstaltet auch Veranstaltungen wie Konferenzen und Webinare, um die PH-Community zusammenzubringen.

2. American Lung Association
Die American Lung Association bietet Ressourcen und Unterstützung für Menschen mit Lungenerkrankungen, einschließlich PH. Sie bieten Schulungsmaterialien, Interessenvertretungsmöglichkeiten und Patientenunterstützungsprogramme.

3. Team PHenomenal Hope
Team PHenomenal Hope ist eine gemeinnützige Organisation, die durch Sportveranstaltungen und gesellschaftliches Engagement das Bewusstsein für PH schärft und Spenden dafür sammelt. Sie bieten Unterstützungsprogramme für Patienten und Pflegekräfte an und setzen sich für eine verbesserte Gesundheitspolitik ein.

Lehrmaterialien und Tools

Der Zugang zu zuverlässigen Lehrmaterialien und Tools ist für die Verwaltung von PH unerlässlich. Diese Ressourcen können Ihnen helfen, Ihre Erkrankung zu verstehen, sich über Behandlungsmöglichkeiten zu informieren und über die neuesten Forschungsergebnisse auf dem Laufenden zu bleiben. Zu den wichtigsten Ressourcen gehören:

1. Bildungswebsites
- Websites renommierter Organisationen wie der PHA und der American Lung Association bieten umfassende Informationen über PH. Diese Websites bieten Artikel, Videos und Leitfäden zu verschiedenen Aspekten der Erkrankung.

2. Mobile Apps
- Es gibt mobile Apps, die PH-Patienten dabei helfen sollen, ihre Symptome zu verfolgen, Medikamente zu verwalten und den Überblick zu behalten. Beispiele hierfür sind MyPulmonaryHypertension und Medisafe. Diese Apps können Erinnerungen an Medikamente bereitstellen, Symptome aufzeichnen und Bildungsinhalte anbieten.

3. Gedruckte Materialien
- Gedruckte Broschüren, Broschüren und Leitfäden können wertvolle Ressourcen sein. Viele Interessenverbände stellen kostenlose oder kostengünstige gedruckte Materialien zu Themen wie dem Verständnis von PH, der Behandlung von Symptomen und der Navigation im Gesundheitssystem zur Verfügung.

Inspirierende Geschichten von PH-Patienten und Pflegekräften

Lebensgeschichten von Menschen mit PH und ihren Betreuern können eine starke Quelle der Inspiration und Hoffnung sein. Diese Geschichten unterstreichen die Widerstandsfähigkeit, den Mut und die Entschlossenheit der von PH Betroffenen.

1. Sarahs Geschichte

Bei Sarah wurde Anfang 30 PH diagnostiziert. Die Diagnose war für sie zunächst am Boden zerstört, doch es fiel ihr schwer, sich an die neue Realität zu gewöhnen. Doch mit der Unterstützung ihrer Familie und einem engagierten Gesundheitsteam fand Sarah die Kraft, sich für sich und andere einzusetzen. Sie gründete eine lokale Selbsthilfegruppe, die sich zu einer blühenden Gemeinschaft von PH-Patienten und Betreuern entwickelt hat. Sarahs Reise hat sie gelehrt, wie wichtig Resilienz und die Kraft der Gemeinschaft sind.

2. Mark und Lindas Geschichte

Kurz nach seiner Pensionierung wurde bei Mark PH diagnostiziert. Seine Frau Linda wurde seine wichtigste Bezugsperson. Anfangs stand das Paar vor großen Herausforderungen, einschließlich der Bewältigung von Marks Symptomen und der Orientierung im Gesundheitssystem. Mit der Zeit fanden sie Trost in einer örtlichen Selbsthilfegruppe für Pflegekräfte, wo Linda mit anderen in Kontakt kam, die ihre Probleme verstanden. Dieses Unterstützungsnetzwerk bot praktische Ratschläge und emotionale Ermutigung und half Mark und Linda dabei, ihre Reise mit PH gemeinsam zu meistern.

3. Emmas Geschichte

Als Teenager wurde bei Emma PH diagnostiziert. Trotz der Herausforderungen blieb sie entschlossen, ein erfülltes und aktives Leben zu führen. Emma engagierte sich für junge Menschen mit PH, sprach auf Konferenzen und nahm an

Spendenaktionen teil. Ihre Geschichte inspiriert andere dazu, ihren Leidenschaften nachzugehen und sich nicht von ihrer Diagnose bestimmen zu lassen.

4. Toms Geschichte

Bei Tom, einem Vater von zwei Kindern, wurde in seinen Vierzigern PH diagnostiziert. Die Diagnose war ein Schock, aber er beschloss, die Kontrolle über seine Gesundheit zu übernehmen, indem er so viel wie möglich über seinen Zustand in Erfahrung brachte. Tom nahm an klinischen Studien teil und arbeitete eng mit seinem Gesundheitsteam zusammen, um seine Symptome zu behandeln. Er teilte seine Reise auch in einem Blog und bot anderen, die vor ähnlichen Herausforderungen standen, Unterstützung und Inspiration.

Unterstützung und Ressourcen sind für eine wirksame Behandlung der pulmonalen Hypertonie von entscheidender Bedeutung. Der Aufbau eines starken Unterstützungsnetzwerks, die Zusammenarbeit mit Patienten- und Pflegekräften, der Kontakt zu Interessenorganisationen und die Verwendung von Lehrmaterialien können die notwendigen Werkzeuge und Ermutigungen für die Bewältigung dieses Weges liefern. Inspirierende Geschichten von PH-Patienten und Betreuern erinnern uns an die Stärke, Widerstandsfähigkeit und Hoffnung, die man angesichts von Widrigkeiten finden kann. Durch diese Verbindungen und Ressourcen können Menschen mit PH die Unterstützung finden, die sie zum Gedeihen benötigen.

Abschluss

Das Leben mit pulmonaler Hypertonie mag sich anfühlen, als würde man sich in unbekannten Gewässern bewegen, aber denken Sie daran, dass Sie auf dieser Reise nicht allein sind. Mit dem richtigen Wissen, den richtigen Ressourcen und der richtigen Unterstützung können Sie den Weg zu einem erfüllten und sinnvollen Leben finden. Der Weg mag eine Herausforderung sein, aber er bietet auch viele Möglichkeiten für Wachstum, Widerstandsfähigkeit und Verbindung.

Indem Sie Ihren Zustand verstehen, für sich selbst eintreten und die Fülle der verfügbaren Ressourcen nutzen, können Sie die Kontrolle über Ihre Gesundheit und Ihr Wohlbefinden übernehmen. Der Aufbau eines starken Unterstützungsnetzwerks, die Zusammenarbeit mit Patienten und Pflegekräften und die ständige Information über die neuesten Fortschritte in der PH-Behandlung sind wichtige Schritte auf diesem Weg.

Die Geschichten von Mitpatienten und Betreuern erinnern uns daran, dass der Weg zwar steil ist, aber auch von Momenten des Triumphs, der Inspiration und der Hoffnung gesäumt ist. Jeder Tag bringt neue Möglichkeiten und mit jedem Schritt nach vorne beweisen Sie außergewöhnliche Stärke und Entschlossenheit.

Denken Sie daran, dass es bei der Behandlung von pulmonaler Hypertonie nicht nur ums Überleben, sondern auch ums Gedeihen geht. Nehmen Sie die Unterstützung Ihres Gesundheitsteams an, stützen Sie sich auf Ihre Lieben und unterschätzen Sie niemals die Kraft Ihrer eigenen Widerstandsfähigkeit. Gemeinsam können wir uns den Herausforderungen der pulmonalen Hypertonie stellen und uns auf eine bessere, gesündere Zukunft vorbereiten.

Ihre Reise ist einzigartig, aber Sie sind Teil einer Gemeinschaft, die Sie versteht und unterstützt. Gehen Sie weiter voran, bleiben Sie hoffnungsvoll und wissen Sie, dass Sie die Kraft haben, mit pulmonaler Hypertonie gut zu leben.

Anhänge

Glossar der Begriffe im Zusammenhang mit pulmonaler Hypertonie

Dieses Glossar soll den Leser mit den Schlüsselbegriffen und Konzepten vertraut machen, die häufig in Diskussionen über pulmonale Hypertonie (PH) verwendet werden. Das Verständnis dieser Begriffe wird Patienten, Betreuern und Familienmitgliedern helfen, Gespräche mit Gesundheitsdienstleistern besser zu führen und diese Erkrankung effektiv zu behandeln.

1. 6-Minuten-Gehtest (6MWT):
- Ein einfacher Belastungstest zur Messung der Funktionsfähigkeit und Ausdauer eines Patienten. Es bewertet, wie weit ein Patient in sechs Minuten gehen kann, und hilft dabei, den Schweregrad der PH zu beurteilen und den Behandlungsfortschritt zu überwachen.

2. Arterien:
- Blutgefäße, die sauerstoffreiches Blut vom Herzen zum Rest des Körpers transportieren. Bei PH sind die Lungenarterien betroffen, die das Blut vom Herzen zur Lunge transportieren.

3. Chronische thromboembolische pulmonale Hypertonie (CTEPH):
- Eine Form der PH, die durch langjährige, unaufgelöste Blutgerinnsel in den Lungenarterien verursacht wird und zu einem anhaltend hohen Druck im Lungenkreislauf führt.

4. Echokardiogramm (ECHO):
- Ein diagnostischer Bildgebungstest, bei dem Ultraschallwellen verwendet werden, um Bilder des Herzens zu erstellen. Es wird üblicherweise zum Screening auf PH und zur Beurteilung der Größe und Funktion der Herzkammern verwendet.

5. Endothelin:
- Eine natürlich im Körper vorkommende Substanz, die eine Verengung der Blutgefäße verursacht. Bei Patienten mit PH werden häufig erhöhte Endothelinspiegel festgestellt, die zu einer Verengung der Lungenarterien führen.

6. Hämodynamik:
- Die Untersuchung des Blutflusses und der Kräfte, die an der Blutzirkulation im Körper beteiligt sind. Bei PH sind hämodynamische Messungen (z. B. Lungenarteriendruck) für die Diagnose und Überwachung von entscheidender Bedeutung.

7. Hypoxie:
- Ein Zustand, bei dem der Körper oder eine bestimmte Körperregion nicht ausreichend mit Sauerstoff

versorgt wird. Hypoxie ist ein häufiger Faktor, der zur PH beiträgt, insbesondere bei PH, der mit Lungenerkrankungen in Zusammenhang steht.

8. Idiopathische pulmonale arterielle Hypertonie (IPAH):
- Eine Art von PAH ohne erkennbare Ursache, früher bekannt als primäre pulmonale Hypertonie. Es handelt sich um eine seltene und fortschreitende Form der PH.

9. Mittlerer pulmonalarterieller Druck (mPAP):
- Der durchschnittliche Druck in den Lungenarterien, gemessen während der Rechtsherzkatheterisierung. Ein mPAP von ≥20 mmHg in Ruhe ist ein wichtiges diagnostisches Kriterium für PH.

10. Stickoxid:
- Ein vom Körper produziertes Molekül, das zur Entspannung und Erweiterung der Blutgefäße beiträgt. Ein verringerter Stickoxidspiegel kann zur bei PH beobachteten Gefäßverengung beitragen.

11. Sauerstoffsättigung (SpO2):
- Der Prozentsatz des an Hämoglobin gebundenen Sauerstoffs im Blut. Die Überwachung des Sauerstoffgehalts ist für Patienten mit PH von entscheidender Bedeutung, insbesondere für Patienten mit hypoxiebedingter PH.

12. Pulmonale arterielle Hypertonie (PAH):
- Eine spezifische Untergruppe der PH, die durch eine Verengung und Versteifung der kleinen Lungenarterien gekennzeichnet ist, was zu einem erhöhten Druck und Widerstand führt.

13. Lungenkreislauf:
- Der Teil des Kreislaufsystems, der Blut zur Sauerstoffversorgung zwischen Herz und Lunge transportiert. Bei PH wird dieses System beeinträchtigt, was zu erhöhten Drücken führt.

14. Lungenfunktionstests (PFTs):
- Eine Reihe von Tests zur Beurteilung der Lungenfunktion. PFTs können dabei helfen, zugrunde liegende Lungenerkrankungen zu identifizieren, die zur PH beitragen, wie etwa COPD oder interstitielle Lungenerkrankungen.

15. Pulmonaler Gefäßwiderstand (PVR):
- Ein Maß für den Widerstand, auf den das Blut trifft, wenn es durch die Lungenarterien fließt. Ein erhöhter PVR ist ein Kennzeichen von PH und trägt zu einer erhöhten Belastung des Herzens bei.

16. Rechtsherzkatheterisierung (RHC):
- Ein definitiver diagnostischer Test für PH. Dabei wird ein Katheter in das Herz eingeführt, um den Druck in den Lungenarterien direkt zu messen und die Herzfunktion zu beurteilen.

17. Rechtsventrikuläre Hypertrophie:
- Verdickung der Wände des rechten Ventrikels aufgrund der erhöhten Arbeitsbelastung durch PH. Dies ist ein häufiger Befund bei fortgeschrittenen PH-Fällen.

18. Vasodilatatoren:
- Medikamente, die die Blutgefäße entspannen und erweitern, um die Durchblutung zu verbessern und den Druck in der Lungenarterie zu senken. Diese Medikamente sind oft ein Eckpfeiler der PH-Behandlung.

19. Funktionsklasse der Weltgesundheitsorganisation (WHO):
- Ein Klassifizierungssystem zur Beurteilung der Schwere der PH-Symptome und ihrer Auswirkungen auf die täglichen Aktivitäten eines Patienten. Die Bandbreite reicht von Klasse I (keine Symptome) bis Klasse IV (schwere Ruhesymptome).

20. Gefäßumbau:
- Strukturelle Veränderungen in den Wänden der Lungenarterien, einschließlich Verdickung und Versteifung, die zu einem erhöhten Druck und Widerstand bei PH beitragen.

21. Sildenafil:
- Ein Medikament, das üblicherweise zur Behandlung von PH verwendet wird, indem es die Lungenarterien entspannt und die Durchblutung verbessert. Es gehört

zu einer Klasse von Arzneimitteln, die Phosphodiesterase-5-Hemmer genannt werden.

22. Prostacycline:
- Eine Klasse von Medikamenten zur Behandlung von PAH. Sie ahmen natürliche Prostazykline im Körper nach, die zur Erweiterung der Blutgefäße beitragen und die Bildung von Blutgerinnseln hemmen.

23. Pulmonale hypertensive Krise:
- Eine lebensbedrohliche Erkrankung, bei der es zu einem plötzlichen, starken Anstieg des Lungenarteriendrucks kommt, der zu Rechtsherzversagen und Atemnot führt.

24. WHO-Gruppenklassifizierung:
- Das von der Weltgesundheitsorganisation entwickelte Fünf-Kategorien-System zur Klassifizierung von PH basierend auf der zugrunde liegenden Ursache, wie weiter oben in diesem Leitfaden erläutert.

25. Rechtsherzinsuffizienz:
- Eine schwerwiegende Komplikation der PH, bei der die rechte Seite des Herzens nicht richtig pumpen kann, was zu Flüssigkeitsansammlungen im Körper, Müdigkeit und anderen Symptomen führt.

Häufige Fragen und Antworten

1. Was ist pulmonale Hypertonie?
- Pulmonale Hypertonie ist eine Erkrankung, die durch ungewöhnlich hohen Blutdruck in den Lungenarterien gekennzeichnet ist, den Blutgefäßen, die das Blut vom Herzen zur Lunge transportieren. Dieser erhöhte Druck belastet die rechte Herzseite und kann unbehandelt zu Komplikationen führen.

2. Wie unterscheidet sich pulmonale Hypertonie von normalem Bluthochdruck?
- Regelmäßiger Bluthochdruck, auch systemische Hypertonie genannt, beeinträchtigt die Arterien im gesamten Körper. Pulmonale Hypertonie betrifft insbesondere die Arterien in der Lunge. Diese Erkrankungen sind unterschiedlich und erfordern unterschiedliche diagnostische Tests und Behandlungen.

3. Was verursacht pulmonale Hypertonie?
Pulmonale Hypertonie kann durch verschiedene Faktoren verursacht werden, darunter:

- Erkrankung des linken Herzens (z. B. Herzinsuffizienz oder Herzklappenprobleme).
- Lungenerkrankungen wie chronisch obstruktive Lungenerkrankung (COPD) oder interstitielle Lungenerkrankung.

- Blutgerinnsel in der Lunge (chronische thromboembolische pulmonale Hypertonie, CTEPH).
- Genetische oder unbekannte Faktoren (idiopathische pulmonale arterielle Hypertonie).

4. Was sind die Symptome einer pulmonalen Hypertonie?
Zu den häufigsten Symptomen gehören:

- Kurzatmigkeit, insbesondere bei körperlicher Aktivität.
- Ermüdung.
- Brustschmerzen oder Druck.
- Schwellungen in den Beinen, Knöcheln oder im Bauch.
- Benommenheit oder Ohnmachtsanfälle.

5. Wie wird pulmonale Hypertonie diagnostiziert?
Der Diagnoseprozess umfasst typischerweise:

- Eine körperliche Untersuchung und Überprüfung der Krankengeschichte.
- Bildgebende Untersuchungen wie eine Röntgenaufnahme des Brustkorbs oder ein Echokardiogramm.
- Ein 6-minütiger Gehtest zur Beurteilung der Funktionsfähigkeit.
- Rechtsherzkatheterisierung, der Goldstandard zur Bestätigung des PH, der den Druck in den Lungenarterien misst.

6. Ist pulmonale Hypertonie heilbar?
- Während pulmonale Hypertonie nicht heilbar ist, stehen Behandlungen zur Verfügung, um die Symptome zu lindern, das Fortschreiten der Krankheit zu verlangsamen und die Lebensqualität zu verbessern. Der Behandlungsansatz hängt von der zugrunde liegenden Ursache der PH ab.

7. Welche Behandlungsmöglichkeiten gibt es bei pulmonaler Hypertonie?
Die Behandlung kann Folgendes umfassen:

- Medikamente wie Vasodilatatoren, Endothelin-Rezeptor-Antagonisten, Phosphodiesterase-5-Hemmer oder Prostacycline.
- Sauerstofftherapie für Patienten mit niedrigem Sauerstoffgehalt.
- Änderungen des Lebensstils, einschließlich einer herzgesunden Ernährung und der Vermeidung von Höhenlagen.
- Chirurgische Eingriffe wie pulmonale Thromboendarteriektomie (für CTEPH) oder Lungentransplantation in schweren Fällen.

8. Wie kann ich meine Symptome zu Hause in den Griff bekommen?
- Bleiben Sie innerhalb Ihrer Grenzen aktiv; Übungen mit geringer Belastung wie Gehen oder Yoga können hilfreich sein.

- Überwachen Sie die Flüssigkeitsaufnahme, wenn Sie von Ihrem Arzt dazu aufgefordert werden, um einer Flüssigkeitsüberladung vorzubeugen.
- Nehmen Sie Medikamente wie verordnet ein und melden Sie etwaige Nebenwirkungen umgehend.
- Vermeiden Sie das Rauchen und minimieren Sie die Belastung durch Luftschadstoffe.
- Befolgen Sie eine herzgesunde Ernährung, um die allgemeine Herz-Kreislauf-Gesundheit zu unterstützen.

9. Gibt es Änderungen im Lebensstil, die meinen Zustand verbessern können?
Ja. Zu den wichtigsten Änderungen des Lebensstils gehören:

- Ein gesundes Gewicht halten.
- Reduzieren Sie die Natriumaufnahme, um Flüssigkeitsansammlungen vorzubeugen.
- Ausübung sanfter körperlicher Aktivität, sofern dies toleriert wird.
- Vermeiden Sie Aktivitäten, die zu erheblicher Atemnot oder Überanstrengung führen.
- Vermeiden Sie große Höhen, da diese die Hypoxie und die Symptome verschlimmern können.

10. Kann pulmonale Hypertonie vererbt werden?
- Einige Formen der pulmonalen Hypertonie, insbesondere die erbliche pulmonale arterielle Hypertonie (HPAH), sind mit genetischen Mutationen verbunden. Wenn in Ihrer Familie PH vorkommt, kann eine genetische Beratung empfohlen werden.

11. Ist eine Schwangerschaft für Frauen mit pulmonaler Hypertonie sicher?

- Eine Schwangerschaft gilt im Allgemeinen als risikoreich und wird Frauen mit PH aufgrund der Belastung für Herz und Lunge nicht empfohlen. Frauen mit PH sollten Verhütungs- und Familienplanungsmöglichkeiten mit ihrem Arzt besprechen.

12. Was sind die möglichen Komplikationen einer pulmonalen Hypertonie?

Zu den Komplikationen können gehören:

- Rechtsherzinsuffizienz.
- Arrhythmien (unregelmäßiger Herzschlag).
- Blutgerinnsel in der Lunge.
- Fortschreitende Verschlechterung der Symptome und verminderte Fähigkeit, alltägliche Aktivitäten auszuführen.

13. Können Kinder eine pulmonale Hypertonie entwickeln?

- Ja. Pulmonale Hypertonie kann bei Kindern auftreten und ist häufig mit angeborenen Herzfehlern, chronischen Lungenerkrankungen oder genetischen Erkrankungen verbunden. Eine pädiatrische pulmonale Hypertonie erfordert eine spezielle Behandlung.

14. Wie oft sollte ich meinen Arzt zur Nachsorge aufsuchen?
- Patienten mit PH sollten regelmäßig nachuntersucht werden, typischerweise alle 3–6 Monate oder wie von ihrem Arzt empfohlen. Die Überwachung umfasst die Beurteilung der Symptome, die Durchführung von Tests und die Anpassung der Behandlungen nach Bedarf.

15. Welche Unterstützungsressourcen stehen PH-Patienten zur Verfügung?
- Patientenvertretungsorganisationen wie die Pulmonary Hypertension Association (PHA) bieten Aufklärung, Selbsthilfegruppen und Ressourcen.
- Online-Foren und lokale Selbsthilfegruppen können Patienten mit anderen Menschen verbinden, die vor ähnlichen Herausforderungen stehen.
- Beratung oder Therapie können dabei helfen, die emotionalen Auswirkungen des Lebens mit einer chronischen Erkrankung zu bewältigen.

Wenn Sie weitere Fragen oder Bedenken haben, wenden Sie sich unbedingt an Ihren Arzt, um eine individuelle Beratung zu erhalten.

Ressourcenliste

Websites

Der Zugriff auf glaubwürdige Online-Ressourcen ist ein wesentlicher Bestandteil, um über pulmonale Hypertonie (PH) informiert zu bleiben. Nachfolgend finden Sie seriöse Websites, die zuverlässige Informationen, Unterstützung und Updates zu der Erkrankung bieten.

1. Pulmonary Hypertension Association (PHA)

Website: www.phassociation.org

Die Pulmonary Hypertension Association ist eine umfassende Ressource, die Aufklärung über PH, Patientengeschichten, Forschungsaktualisierungen und Zugang zu Selbsthilfegruppen bietet. Ihre Website bietet eine Fülle von Informationen für Patienten, Pflegekräfte und medizinisches Fachpersonal.

2. American Lung Association

Website: www.lung.org

Die American Lung Association bietet Ressourcen zu verschiedenen Lungenerkrankungen, einschließlich pulmonaler Hypertonie. Auf ihrer Website finden Sie Aufklärungsmaterialien, Behandlungsoptionen und Strategien zur Behandlung der Symptome.

3. Mayo-Klinik

Website: www.mayoclinic.org

Die Mayo Clinic ist eine vertrauenswürdige Quelle für medizinische Informationen. Ihr Abschnitt über pulmonale Hypertonie enthält einen Überblick über die Erkrankung, Symptome, Ursachen, Behandlungsmöglichkeiten und Lebensstiltipps zur Behandlung von PH.

4. Nationales Institut für Herz, Lunge und Blut (NHLBI)

Website: www.nhlbi.nih.gov

Das NHLBI, Teil der National Institutes of Health (NIH), bietet detaillierte Informationen über pulmonale Hypertonie, laufende klinische Studien und die neuesten Forschungsergebnisse.

5. Europäische Gesellschaft für Kardiologie (ESC)

Website: www.escardio.org

Das ESC bietet evidenzbasierte Leitlinien und Bildungsinhalte zu Herz-Kreislauf-Erkrankungen, einschließlich pulmonaler Hypertonie. Es ist eine ausgezeichnete Ressource für diejenigen, die wissenschaftlich fundierte Informationen suchen.

6. Neuigkeiten zu pulmonaler Hypertonie

Website: www.pulmonaryhypertensionnews.com

Diese Website konzentriert sich auf die neuesten Nachrichten, Behandlungsentwicklungen und persönliche Geschichten aus der PH-Community. Darüber hinaus werden klinische Studien und Fortschritte in der medizinischen Versorgung hervorgehoben.

7. Globale Gene

Website: www.globalgenes.org

Global Genes unterstützt Patienten mit seltenen Krankheiten, einschließlich pulmonaler Hypertonie. Die Website bietet Bildungsinhalte, Interessenvertretungsressourcen und Verbindungen zu einer globalen Gemeinschaft von Patienten und Pflegekräften.

8. MedlinePlus

Website: www.medlineplus.gov

MedlinePlus, ein Dienst der U.S. National Library of Medicine, bietet hochwertige, leicht verständliche Informationen zu pulmonaler Hypertonie, einschließlich Ursachen, Behandlungen und Forschungsaktualisierungen.

9. Klinisches Forschungsnetzwerk für seltene Krankheiten (RDCRN)

Website: www.rarediseasesnetwork.org

Dieses Netzwerk bietet Ressourcen und Updates zur klinischen Forschung zu seltenen Erkrankungen wie pulmonaler Hypertonie. Es ist eine hervorragende Quelle für diejenigen, die an laufenden Studien teilnehmen oder sich über sie informieren möchten.

10. Pulmonary Hypertension Association UK

Website: www.phauk.org

Diese Organisation unterstützt Patienten mit pulmonaler Hypertonie im Vereinigten Königreich. Ihre Website bietet Informationen über die Erkrankung, Ressourcen für Patienten und Möglichkeiten, mit anderen Mitgliedern der PH-Community in Kontakt zu treten.

Diese Websites bieten eine Fülle vertrauenswürdiger Informationen. Sie können Patienten und Pflegepersonal dabei helfen, pulmonale Hypertonie besser zu verstehen, sich mit Unterstützungsnetzwerken zu vernetzen und über die neuesten Fortschritte in der Behandlung und Forschung auf dem Laufenden zu bleiben.

Vorlagen zur Symptom- und Medikamentenverfolgung

Eine detaillierte Aufzeichnung der Symptome und Medikamente kann die Behandlung der pulmonalen Hypertonie (PH) erheblich verbessern. Mithilfe von Symptom- und Medikamenten-Trackern können Patienten, Betreuer und Gesundheitsdienstleister den Fortschritt überwachen, die Wirksamkeit von Behandlungen beurteilen und alle Veränderungen erkennen, die möglicherweise Aufmerksamkeit erfordern. Nachfolgend finden Sie Vorschläge zur Verwendung von Trackern und Vorlagen zur Unterstützung Ihres Pflegeplans.

Warum Tracker verwenden?

- **Überwachen Sie das Fortschreiten der Symptome:** Verfolgen Sie die Verschlechterung oder Verbesserung von Symptomen wie Atemnot, Müdigkeit, Brustschmerzen oder Schwellungen.
- **Stellen Sie sicher, dass die Medikamente eingehalten werden:** Halten Sie den Zeitplan für die verschriebenen Behandlungen ein und vermeiden Sie vergessene Dosen.
- **Verfolgen Sie Nebenwirkungen:** Dokumentieren Sie etwaige Nebenwirkungen von Medikamenten und besprechen Sie diese mit Ihrem Arzt.
- **Identifizieren Sie Auslöser:** Erkennen Sie Muster in Symptomen, die mit dem Aktivitätsniveau, der Ernährung oder Umweltfaktoren zusammenhängen.

- **Arztbesuche verbessern:** Stellen Sie Ihrem Arzt eine klare Anamnese der Symptome und der Medikamenteneinhaltung zur Verfügung, um eine bessere Anpassung der Behandlung zu ermöglichen.

Vorlage zur Symptomverfolgung

Datum	Zeit	Es traten Symptome auf	Schwere (1-10)	Aktivität vor Symptomen	Notizen/ Auslöser
JJJJ-MM-TT	HH:MM	Kurzatmigkeit, Müdigkeit, Brustschmerzen	7	Gehen, Treppensteigen	Feuchtigkeit, vergessene Medikamente
JJJJ-MM-TT	HH:MM	Benommenheit, Schwellung	5	Sitzung	Natriumreiche Mahlzeit am Vorabend

- **Schweregradskala:** Bewerten Sie die Symptome auf einer Skala von 1 bis 10, wobei 1 leicht und 10 schwerwiegend ist.
- **Notizen/Trigger:** Beziehen Sie alle Beobachtungen zu möglichen Ursachen oder lindernden Faktoren ein, wie z. B. Ernährung, Stress oder Änderungen in der Medikation.

Vorlage für den Medikamenten-Tracker

Datum	Zeit	Medikamente	Dosierung	Genommen? (J/N)	Nebenwirkungen erlebt	Notizen
JJJJ-MM-TT	8:00 Uhr	Sildenafil	20 mg	UND	Leichte Kopfschmerzen	Zum Essen eingenommen
JJJJ-MM-TT	8:00 Uhr	Bosentan	62,5 mg	UND	Keiner	

JJJJ-MM-TT	14:00 Uhr	Harntreibend	40 mg	N	Es wurde eine Schwellung der Beine festgestellt	Wegen Reise verpasst

- **Genommen?**: Geben Sie an, ob das Medikament eingenommen (J) oder vergessen (N) wurde.

- **Nebenwirkungen erlebt**: Protokollieren Sie alle Symptome wie Schwindel, Übelkeit oder Schwellung nach der Einnahme von Medikamenten.

Kombinierte Vorlage zur Symptom- und Medikamentenverfolgung

Datum	Zeit	Medikamente eingenommen	Es traten Symptome auf	Schweregrad (1-10)	Notizen/Trigger
JJJJ-MM-TT	8:00 Uhr	Sildenafil 20 mg	Keiner	-	Feld ist normal
JJJJ-MM-TT	13:00 Uhr	Diuretikum 40 mg	Kurzatmigkeit	6	Abenddosis vorher vergessen
JJJJ-MM-TT	19:00 Uhr	Bosentan 62,5 mg	Leichte Müdigkeit	4	Nach leichtem Training

Tipps für effektives Tracking

- **Seien Sie konsequent**: Notieren Sie täglich Symptome und Medikamente, auch wenn Sie sich wohl fühlen.

- **Nutzen Sie digitale Apps:** Ziehen Sie Gesundheitsmanagement-Apps in Betracht, die eine elektronische Nachverfolgung und Erinnerungen ermöglichen, wie z. B. MyPH Tracker oder allgemeine Apps wie Medisafe.

- **Teilen Sie es Ihrem Arzt mit**: Bringen Sie Ihren Tracker zu Arztterminen mit, um bessere Gespräche zu ermöglichen.

- **Passen Sie Ihre Vorlage an:** Passen Sie die Spalten an Ihre spezifischen Bedürfnisse an, einschließlich Bewegung, Ernährung oder andere Faktoren des Lebensstils.

Druckbare Vorlagen

So greifen Sie auf gebrauchsfertige Vorlagen zu:

Laden Sie anpassbare Vorlagen zur Symptom- und Medikamentenverfolgung von zuverlässigen Quellen herunter, wie zum Beispiel:

- Pulmonary Hypertension Association (www.phassociation.org)

- American Lung Association (www.lung.org)
- Mayo Clinic (www.mayoclinic.org)

Alternativ können Sie mithilfe von Tabellenkalkulationen oder Textverarbeitungsprogrammen Ihre eigenen erstellen, um eine personalisierte Nachverfolgung zu ermöglichen.

Durch eine effektive Symptom- und Medikamentenverfolgung können Patienten aktiv an der Behandlung von pulmonaler Hypertonie teilnehmen und die Kommunikation mit ihrem Gesundheitsteam verbessern.

www.ingramcontent.com/pod-product-compliance
Lightning Source LLC
Chambersburg PA
CBHW071058240526
45471CB00016B/2057